中药学专业知识（一）

临考冲刺模拟试卷（一）

一、**A 型题**（最佳选择题。共 40 题，每题 1 分。每题的备选答案中只有一个最佳答案）

1. 清代的本草代表作是（　　）
   A. 《神农本草经》　　　　　　B. 《本草经集注》
   C. 《新修本草》　　　　　　　D. 《本草纲目》
   E. 《本草纲目拾遗》

2. 某女，年过天命，既面色萎黄、乏力多汗，又带下黄臭，证属气血双亏兼湿热下注，可用（　　）
   A. 补中益气丸加金匮肾气丸　　B. 二妙丸或三妙丸
   C. 白带丸　　　　　　　　　　D. 八珍益母颗粒加白带丸
   E. 妇宁栓

3. 异羟肟酸铁反应通常用于检识（　　）
   A. 三萜　　　　　　　　　　　B. 生物碱
   C. 香豆素　　　　　　　　　　D. 皂苷
   E. 黄酮

4. 表示药物软坚散结、泻下通便作用的味是（　　）
   A. 辛　　　　　　　　　　　　B. 苦
   C. 酸　　　　　　　　　　　　D. 咸
   E. 甘

5. 中药化学成分分离中，属于氢键吸附的吸附剂是（　　）
   A. 活性炭　　　　　　　　　　B. 聚酰胺
   C. 硅藻土　　　　　　　　　　D. 氧化铝
   E. 反向硅胶

6. 强心苷元的甾体母核 C-17 侧链为不饱和内酯环，甲型强心苷元 17 位侧链为（　　）
   A. 六元不饱和内酯环　　　　　B. 五元不饱和内酯环
   C. 五元饱和内酯环　　　　　　D. 六元饱和内酯环
   E. 七元不饱和内酯环

7. 含不同羟基的黄酮类化合物的酸性强弱顺序为（　　）
   A. 7,4′-二羟基＞7-羟基＞5-羟基＞一般酚羟基
   B. 7,4′-二羟基＞一般酚羟基＞5-羟基＞7-羟基
   C. 7,4′-二羟基＞4′-羟基＞一般酚羟基＞5-羟基

D. 7,4′-二羟基 > 5-羟基 > 7-羟基 > 一般酚羟基
E. 一般酚羟基 > 7-羟基 > 5-羟基 > 7,4′-二羟基

8. 以6年生秋季为适宜采收期的栽培药材是（   ）
   A. 天花粉　　　　　　　　　B. 山药
   C. 桔梗　　　　　　　　　　D. 人参
   E. 太子参

9. 紫外灯下显蓝色荧光的是（   ）
   A. 二萜　　　　　　　　　　B. 三萜
   C. 多糖　　　　　　　　　　D. 香豆素
   E. 胆汁酸

10. 水溶性生物碱的雷氏盐沉淀进一步处理脱盐时，常将其先溶解于（   ）
    A. 酸性水　　　　　　　　　B. 碱性水
    C. 中性水　　　　　　　　　D. 氯仿
    E. 丙酮

11. 以人参皂苷 Rb_1 为指标成分之一进行含量测定的药材是（   ）
    A. 芦荟　　　　　　　　　　B. 丹参
    C. 党参　　　　　　　　　　D. 秦皮
    E. 三七

12. 最难于酸催化水解的苷类为（   ）
    A. 五碳糖苷　　　　　　　　B. 甲基五碳糖苷
    C. 七碳糖苷　　　　　　　　D. 六碳醛糖苷
    E. 糖醛酸苷

13. 川乌经炮制，其生物碱类成分结构改变，毒性降低，所发生的化学反应是（   ）
    A. 氧化反应　　　　　　　　B. 还原反应
    C. 水解反应　　　　　　　　D. 聚合反应
    E. 加成反应

14. 具有光化学毒性的中药化学成分类型是（   ）
    A. 多糖　　　　　　　　　　B. 无机酸
    C. 鞣质　　　　　　　　　　D. 呋喃香豆素
    E. 五环三萜

15. 白术麸炒后，挥发油含量有所减少，对挥发油损失约为（   ）
    A. 25%　　　　　　　　　　B. 20%
    C. 18%　　　　　　　　　　D. 15%
    E. 12.5%

16. 含有强心苷的中药是（   ）
    A. 知母　　　　　　　　　　B. 香加皮
    C. 白术　　　　　　　　　　D. 淫羊藿
    E. 合欢皮

17. 对于蛤粉的说法正确的是（　　）
    A. 刺猬皮的烫炒　　　　　　B. 鱼胶的烫炒
    C. 去除非药用部位　　　　　D. 矫味矫臭
    E. 主要用于烫制阿胶

18. 《中国药典》规定，以总黄酮为含量测定成分的中药是（　　）
    A. 三七　　　　　　　　　　B. 槐花
    C. 五味子　　　　　　　　　D. 细辛
    E. 天仙子

19. 以中医药理论为指导，运用现代科学技术，研究中药药剂的配制理论、生产技术、质量控制与合理应用等内容的一门综合性应用技术科学，即（　　）
    A. 中药调剂学　　　　　　　B. 中药制剂学
    C. 中药药剂学　　　　　　　D. 中成药制剂学
    E. 中药药剂新剂型

20. 关于注射剂有关规定的说法，错误的是（　　）
    A. 除另有规定外，注射剂容器应足够透明，以便内容物的检视
    B. 混悬性注射剂允许有可见沉淀，但振摇时应容易分散均匀
    C. 乳状液型注射剂允许出现相分离，但振摇时应分散均匀
    D. 注射用无菌粉末的标签或说明书标明其中所用辅料的名称
    E. 注射剂所用辅料中若有抑菌剂，在标签或说明书上应标明抑菌剂的种类和浓度

21. 除另有规定外，不需进行崩解时限检查的片剂是（　　）
    A. 含片　　　　　　　　　　B. 咀嚼片
    C. 舌下片　　　　　　　　　D. 肠溶片
    E. 可溶片

22. 药物透皮吸收的主要途径是（　　）
    A. 完整表皮　　　　　　　　B. 毛囊
    C. 皮脂腺　　　　　　　　　D. 汗腺
    E. 血管

23. 关于药品贮藏有关规定的说法，错误的是（　　）
    A. 避光是指贮藏时避免日光直射
    B. 阴凉处是指贮藏温度不超过20℃
    C. 凉暗处是指遮光且贮藏温度不超过20℃
    D. 常温是指贮藏温度为10～30℃
    E. 冷处是指贮藏温度为2～10℃

24. 油脂性基质栓应在（　　）分钟内全部融化、软化，或触压时无硬心。
    A. 40　　　　　　　　　　　B. 20
    C. 30　　　　　　　　　　　D. 10
    E. 60

25. 下列（　　）基质引起皮肤的水合作用最强。

A. 油脂性基质 B. 水溶性基质
C. O/W 型基质 D. W/O 型基质
E. 聚乙二醇类基质

26. 下软膏基质中,属于水溶性基质的是( )
    A. 蜡 B. 石蜡
    C. 聚乙二醇 D. 植物油
    E. 氧化植物油

27. 米醋的作用不包括( )
    A. 活血散瘀 B. 理气止痛
    C. 疏肝健脾 D. 行水解毒
    E. 矫臭矫味

28. 中药的四性不包括( )
    A. 寒 B. 热
    C. 温 D. 冷
    E. 凉

29. 下列配伍的分类正确的是( )
    A. 黄连与木香,相畏配伍 B. 附子与甘草,相使配伍
    C. 大黄与芒硝,相须配伍 D. 丁香与郁金,相使配伍
    E. 海藻与甘草,相杀配伍

30. 清热药的主要药理作用,不包括( )
    A. 解热 B. 抗炎
    C. 延缓衰老 D. 抗肿瘤
    E. 调节免疫

31. 主要有效成分是绿原酸、异绿原酸的清热药是( )
    A. 知母 B. 黄芩
    C. 苦参 D. 金银花
    E. 连翘

32. 有强心、抗心律失常、扩张血管、改善血液循环、抗休克作用的药是( )
    A. 解表药 B. 清热药
    C. 泻下药 D. 祛风湿药
    E. 温里药

33. 当使用麻黄治疗哮喘时会出现的不良反应是( )
    A. 口舌麻木 B. 次日口干
    C. 失眠 D. 呕吐
    E. 头痛

34. 呈肾型,略扁,表面黑褐色,具有细网状皱纹的药材是( )
    A. 地肤子 B. 决明子
    C. 补骨脂 D. 沙苑子

E. 五味子

35. 《神农本草经》将收载的药物分为（   ）
    A. 上、中、下三品   B. 有毒、无毒两类
    C. 动物、植物两类   D. 草本、木本两类
    E. 生熟两类

36. 川芎主产于（   ）
    A. 白薇   B. 细辛
    C. 牛膝   D. 白术
    E. 天麻

37. 切面淡棕色，略呈角质样而油润，中心维管束木质部较大，黄白色，其外围有多数黄白色状维管束，断续排列成2轮~4轮的饮片是（   ）
    A. 白薇   B. 细辛
    C. 牛膝   D. 白术
    E. 天麻

38. 茯苓的加工方法是（   ）
    A. 晒干   B. 发汗，阴干
    C. 蒸干   D. 加石灰搅拌后干燥
    E. 煮后晒干

39. 具"白颈"特征的药材是（   ）
    A. 水蛭   B. 地龙
    C. 全蝎   D. 斑蝥
    E. 蛤蚧

40. 中药材产地加工的目的是（   ）
    A. 防止药材变色   B. 促使药材干燥，保证药材质量
    C. 减少药材含水量   D. 保证药材完整
    E. 防止化学成分丢失

二、**B型题**（配伍选择题。每题1分，共60题，备选答案在前，试题在后。每组若干题，每组题均对应同一组备选答案。每题只有一个正确答案。每个备选答案可重复选用，也可不选用）

A. 四川   B. 云南
C. 广东   D. 河南
E. 浙江

41. 地黄的道地药材产地是（   ）
42. 玄参的道地药材产地是（   ）

A. N-苷   B. S-苷
C. C-苷   D. 酯苷

E. 氰苷

43. 最难被酸水解的是（   ）
44. 与酸碱都可以发生水解反应的是（   ）
45. 最易被酸水解的是（   ）
46. 水解后能产生氢氰酸的是（   ）

A. 糖 B. 皂苷
C. 有机酸 D. 生物碱
E. 甾体苷元

47. 用大孔吸附树脂分离中药成分时，水洗脱得到（   ）
48. 用大孔吸附树脂分离中药成分时，70%乙醇洗脱得到（   ）
49. 用大孔吸附树脂分离中药成分时，10%酸溶液洗脱得到（   ）

A. Legal 反应 B. Liebermann – Burchard 反应
C. Raymond 反应 D. Baljet 反应
E. Kedde 反应

50. 3,5 – 二硝基苯甲酸试剂反应是（   ）
51. 间二硝基苯试剂反应是（   ）
52. 碱性苦味酸试剂反应是（   ）
53. 亚硝酰铁氰化钠试剂反应是（   ）

A. 抗病原体 B. 抑制免疫功能
C. 调节胃肠功能 D. 调节神经功能
E. 改善血液流变学特性

54. 祛风湿药雷公藤的主要药理作用是（   ）
55. 理气药枳壳的主要药理作用是（   ）
56. 活血化瘀药丹参的主要药理作用是（   ）

A. 浸渍法 B. 渗漉法
C. 回流提取法 D. 升华法
E. 超声提取法

57. 适用于有效成分遇热不稳定的或含大量淀粉、树胶、果胶、黏液质的中药的提取的方法是（   ）
58. 不断向粉碎的中药材中添加新鲜浸出溶剂，使其渗过药材，从渗漉筒下端出口流出浸出液的方法是（   ）
59. 用易挥发的有机溶剂加热回流提取中药成分的方法是（   ）
60. 适用于具有挥发性、能随水蒸气蒸馏而不被破坏，且难溶或不溶于水的化学成分的提取的方法是（   ）

A. 砂炒法 B. 炒黄法
C. 炒焦法 D. 麸炒法
E. 米炒法

61. 芥子常用的炮制方法是（   ）
62. 红娘子常用的炮制方法是（   ）
63. 苍术常用的炮制方法是（   ）
64. 枳壳常用的炮制方法是（   ）

A. 麦麸 B. 河砂
C. 稻米 D. 土
E. 蛤粉

65. 与药共制能缓和药物的燥性，增强疗效，除去药物不良气味，使药物气味均匀一致的是（   ）
66. 主要是作为中间传热体的是（   ）
67. 与药共制，可增强药物疗效，降低刺激性和毒性的是（   ）
68. 与药共制后可降低药物的刺激性，增强药物疗效的是（   ）

A. 橡胶膏 B. 黑膏药
C. 白膏药 D. 软膏
E. 滴丸

69. 植物油、羊毛脂、蜂蜡用于制备（   ）
70. 橡胶、松香、凡士林用于制备（   ）
71. 硬脂酸钠、聚乙二醇6000用于制备（   ）
72. 植物油和铅丹用于制备（   ）

A. 增加胶剂的硬度 B. 降低胶剂的黏度
C. 沉淀溶液中的泥沙 D. 收胶时利于气泡的逸散
E. 收胶时起消泡作用

73. 胶剂制备时，应用冰糖的目的是（   ）
74. 胶剂制备时，应用明矾的目的是（   ）

A. 朱砂衣 B. 黄柏衣
C. 雄黄衣 D. 青黛衣
E. 赭石衣

传统中药丸剂所包药物衣系用处方中药物极细粉作为包衣材料，根据处方

75. 清下焦湿热中药丸剂常包(   )
76. 清热解毒类中药丸剂常包(   )
77. 解毒杀虫类中药丸剂常包(   )

A. 引药入肝，散瘀止痛 B. 祛瘀散寒，行水消肿
C. 活血通络，祛风散寒 D. 强筋健骨，软坚散结
E. 润肠通便，解毒生肌

78. 酒作为炮制辅料，其作用是（　）
79. 醋作为炮制辅料，其作用是（　）

A. 絮凝剂 B. 天然高分子助悬剂
C. 合成高分子助悬剂 D. 润湿剂
E. 低分子助悬剂

80. 阿拉伯胶可作为（　）
81. 聚山梨酯可作为（　）
82. 羧甲基纤维素钠可作为（　）
83. 甘油可作为（　）
84. 枸橼酸氢盐可作为（　）

A. 三白草科 B. 堇菜科
C. 报春花科 D. 豆科
E. 唇形科

85. 鱼腥草来源于（　）
86. 广藿香来源于（　）
87. 紫花地丁来源于（　）

A. 多分枝，小枝扁平叶细小鳞片状，交互对生，贴伏于枝上，深绿色或黄绿色
B. 多皱缩卷曲，有的破碎。完整的叶片展平后呈长椭圆形至长圆状倒披针性，长5～20cm，宽2～6cm
C. 呈长椭圆形或倒卵形，长12～30cm，宽4～9cm
D. 呈长卵形或卵状披针形，长1.5～5cm，宽0.4～2cm，叶端急尖，叶基稍不对称
E. 多皱缩、破碎，有短柄

88. 为侧柏叶的性状特征的是（　）
89. 为大青叶的性状特征的是（　）
90. 为番泻叶性状特征的是（　）

A. 除去杂质晒干
B. 发汗后晒干
C. 煮后晒干
D. 置沸水中烫或煮至透心，刮去外皮晒干
E. 切片后晒干

91. 绵马贯众的采收加工方法为（　）

92. 延胡索的采收加工方法为（　　）
93. 玄参的采收加工方法为（　　）

  A. 青黛   B. 儿茶
  C. 五倍子   D. 冰片
  E. 海金沙

94. 药用部位为干燥成熟孢子的药材是（　　）
95. 药用部位为叶上的虫瘿的药材是（　　）

  A. 番泻苷   B. 阿魏酸
  C. 小檗碱   D. 单宁酸
  E. 大黄素

96. 大黄泻下作用的主要有效成分是（　　）
97. 黄连抗菌作用的主要有效成分是（　　）

  A. 苏颂   B. 李时珍
  C. 赵学敏   D. 唐慎微
  E. 陶弘景

98. 《本草纲目拾遗》的作者是（　　）
99. 《证类本草》的作者是（　　）
100. 《图经本草》的作者是（　　）

三、C 型题（综合分析选择题。共 10 题，每题 1 分。每题的备选答案中只有一个最佳答案）

  某女，一到生理期，腹部就有受寒的感觉，经痛严重，一受寒会更严重，但是保暖会觉得舒服一点。生理期通常都迟来，经期会持续 7 天以上，经血颜色是暗黑色的红色，会夹杂像猪肝色般的血块流出。特别怕冷，并发虚弱型症状的几率很高。医师建议：这是典型的畏冷型。要做好保暖工夫，尤其是下半身，可以穿厚内衣或厚袜。至于腰部以下，不要穿裙子，改穿长裤，因为要是下半身受凉，经痛会更严重。建议吃辣椒或红葱类温性食物。生理期间若是觉得冷，可以试用抛弃式暖包，分别敷在肚脐下方、臀部分割线上方或脚底。平常可以盆浴或泡脚来驱寒气。建议用中药干姜与肉桂。

101. 干姜的主治病证是（　　）
  A. 脾胃受寒或虚寒所致腹痛、呕吐、泄泻
  B. 蛔虫腹痛、吐蛔
  C. 气血虚衰证
  D. 肾阳不足阳痿
  E. 肝肾不足眩晕
102. 肉桂的主治病证是（　　）

A. 经寒血滞之痛经、闭经，寒疝腹痛，寒湿痹痛，腰痛
B. 脾胃气滞，脘腹胀满
C. 风寒咳嗽
D. 湿阻中焦
E. 肝胃不和

103. 如果患者在治疗期间出现，有面红，目赤，咽干，喉痛，出血，心烦，苔少，舌质红瘦，脉细数等症，应（ ）
    A. 增加肉桂用量   B. 减少干姜用量
    C. 增加干姜用量   D. 禁止用肉桂
    E. 禁止用干姜

某药厂生产的藿香祛暑胶囊具有祛暑化湿、解表和中功效。其药物组成为广藿香、香薷、白芷、紫苏叶、苍术、丁香、陈皮、大腹皮、法半夏、茯苓、生姜、甘草等，辅料为甘油、植物油、明胶、蜂蜡、食用色素。

104. 辅料甘油是用作胶囊囊皮的（ ）
    A. 增光剂   B. 增塑剂
    C. 增稠剂   D. 增味剂
    E. 防腐剂

105. 辅料植物油与蜂蜡组成的油蜡混合物是用作胶囊填充物料的（ ）
    A. 助溶剂   B. 抗氧剂
    C. 增溶剂   D. 吸收剂
    E. 助悬剂

106. 方中法半夏制备时，应选用的辅料是（ ）
    A. 生姜、明矾   B. 甘草、皂角
    C. 甘草、生石灰   D. 黑豆、豆腐
    E. 甘草、金银花

107. 《中国药典》规定，方中陈皮的含量测定成分是（ ）
    A. 橙皮苷   B. 杜鹃苷
    C. 葛根   D. 木犀草苷
    E. 槲皮素

某男，60岁，患类风湿性关节炎10年，症见肌肉、关节疼痛，僵硬畸形，屈伸不利，腰膝酸软，畏寒乏力。中医诊为尪痹，证属肝肾不足、风湿痹阻。处以尪痹颗粒，其药物组成为熟地黄、地黄、续断、淫羊藿、骨碎补、狗脊、羊骨、附子（黑顺片）等。

108. 处方中，按照道地药材划分，地黄归属为（ ）
    A. 广药   B. 怀药
    C. 云药   D. 川药
    E. 浙药

109. 处方中，将附子炮制加工为"黑顺片"时，所用的辅料是( )
    A. 草酸　　　　　　　　　B. 醋
    C. 胆巴　　　　　　　　　D. 豆腐
    E. 麦麸

110. 附子在炮制过程中，乌头碱发生的主要化学反应是( )
    A. 氧化反应　　　　　　　B. 还原反应
    C. 水解反应　　　　　　　D. 加成反应
    E. 环合反应

四、X型题（多项选择题。共10题，每题1分。每题的备选答案中有2个或2个以上正确，少选或多选均不得分）

111. 含有马兜铃酸的中药有( )
    A. 细辛　　　　　　　　　B. 关木通
    C. 洋金花　　　　　　　　D. 天仙藤
    E. 青木香

112. 在高等动物的胆汁中，胆汁酸是一类24个碳原子的胆烷酸的衍生物，存在于动物胆汁中，胆汁酸的结构特点为（ ）
    A. 是甾类化合物，具甾体母核　　B. 17位连有β-戊酸侧链
    C. 为三萜类化合物　　　　　　　D. 17位有不饱和内酯环
    E. 多与甘氨酸或牛磺酸以酰胺键结合，并以钠盐形式存在

113. 不和大多数生物碱沉淀试剂发生沉淀反应的是（ ）
    A. 苦参碱　　　　　　　　B. 伪麻黄碱
    C. 麻黄碱　　　　　　　　D. 小檗碱
    E. 乌头碱

114. 蛤粉炒阿胶，取（ ）功效。
    A. 健脾利湿　　　　　　　B. 滋阴降火
    C. 止血　　　　　　　　　D. 化痰
    E. 软坚散结

115. 某企业生产的保肾乙丸检验报告的部分项目结果如下：

检查项目	标准规定	检验数据
薄层色谱	应不得过9.0% 应在2小时内全部溶散	8.30% 85分钟
微生物限度	细菌数应不得过30000cfu/g，大肠埃希菌应不得检出，沙门菌不得检出	96000cfu/g，示检出，未检出
含量测定	每1g总蒽醌以大黄素、大黄酚总和计，应不得少于0.20mg	0.31mg

其中检验数据结果符合标准规定的项目有( )

A. 薄层色谱 B. 水分
C. 溶散时限 D. 含量测定
E. 微生物限定

116. 荆芥炒炭的目的是（　　）
A. 缓和辛散作用 B. 增强止血作用
C. 增强散风邪作用 D. 增强祛风止痛作用
E. 增强祛风解表作用

117. 关于直肠给药栓剂中药物吸收途径及其影响因素的说法正确的有（　　）
A. 直肠中的脂溶性、非解离型药物易吸收
B. 经直肠上静脉吸收的药物产生肝脏首过效应
C. 经肛门静脉吸收的药物可绕过肝脏进入大循环
D. 经肛门淋巴系统吸收的药物不产生肝脏首过效应
E. 油脂性基质栓剂中的水溶性药物释放快，易吸收

118. 以下属于解表药的有（　　）
A. 辛温解表药 B. 辛凉解表药
C. 发散风热药 D. 发散风寒药
E. 清热泻火药

119. 除另有规定外，不需要检查水分的丸剂有（　　）
A. 糊丸 B. 滴丸
C. 蜜丸 D. 蜡丸
E. 浓缩丸

120. 蛤蚧和金钱白花蛇的共同点有（　　）
A. 含蛋白质、脂肪及鸟嘌呤核苷 B. 含肌肽、胆碱、肉毒碱等
C. 脊索动物门 D. 主产于广西等地
E. 除去内脏的干燥动物体

模拟试卷（一）参考答案及解析

一、A型题

1.【试题答案】 E

【试题解析】本题考查要点是"《本草纲目拾遗》的成书年代"。《神农本草经》简称《本经》，为汉代本草代表作。《本草经集注》为魏晋南北朝本草代表作。《新修本草》又称《唐本草》，为隋唐时期本草代表作。《本草纲目》简称《纲目》，为明代本草代表作。《本草纲目拾遗》简称《纲目拾遗》，为清代本草代表作。因此，本题的正确答案是E。

2.【试题答案】 D

【试题解析】本题考查要点是"中成药配伍"。从中医角度说，一个患者在某个时期可

以患有两种或两种以上病证,对这种病情复杂的患者,若单靠某一种中成药治疗,很难做到对证用药,取得预期效果。若依据所患的病证,选择两种或两种以上相适应的中成药配伍同用,那就能做到对证用药,取得预期的效果。而八珍益母颗粒与白带丸同用,可收补气养血、清热燥湿止带之效。因此,本题的正确答案是 D。

3. 【试题答案】　C

【试题解析】本题考查要点是"香豆素的异羟肟酸铁反应"。由于香豆素类具有内酯环,在碱性条件下可开环,与盐酸羟胺缩合成异羟肟酸,然后再在酸性条件下与三价铁离子络合成盐而显红色。因此,本题的正确答案为 C。

4. 【试题答案】　D

【试题解析】本题考查要点是"五味"。咸:能软、能下,有软坚散结、泻下通便作用。因此,本题的正确答案为 D。

5. 【试题答案】　B

【试题解析】本题考查要点是"中药化学成分的提取分离方法"。硅胶、氧化铝——极性吸附;活性炭:对非极性物质有较强的亲和能力,用于脱色、脱臭;C 硅藻土是液-液分配色谱载体(分配比不同)。因此,本题的正确答案为 B。

6. 【试题答案】　B

【试题解析】本题考查要点是"甲型强心苷元的结构"。甲型强心苷元(强心甾烯类)甾体母核的 C-17 侧链为五元不饱和内酯环($\triangle^{\alpha,\beta}$8-γ-内酯),基本母核称为强心甾,由 23 个碳原子构成。在已知的强心苷元中,大多数属于此类。因此,本题的正确答案为 B。

7. 【试题答案】　C

【试题解析】本题考查要点是"黄酮类化合物的酸性"。由于酚羟基数目及位置不同,酸性强弱也不同。以黄酮为例,其酚羟基酸性强弱顺序依次为:7,4′-二羟基>7-羟基或 4′-羟基>一般酚羟基>5-羟基。因此,本题的正确答案为 C。

8. 【试题答案】　D

【试题解析】本题考查要点是"药材的适宜采收期"。皂苷的积累随人参栽培年限的增加而逐渐增加,至 4 年生含量达到最高,以后两年增加较慢或略有下降,6 年生的产量及人参皂苷总含量均较高,栽培人参应以 6 年生者秋季为适宜采收期。因此,本题的正确答案为 D。

9. 【试题答案】　D

【试题解析】本题考查要点是"香豆素的理化性质"。香豆素类在可见光下为无色或浅黄色结晶。香豆素母体本身无荧光,而羟基香豆素在紫外线灯下多显出蓝色荧光,在碱溶液中荧光更为明显。因此,本题的正确答案为 D。

10. 【试题答案】　A

【试题解析】本题考查要点是"沉淀反应的条件"。生物碱沉淀反应一般在酸性水溶液中进行（苦味酸试剂可在中性条件下进行）。原因是生物碱与酸成盐，易溶于水，生物碱沉淀试剂也易溶于水，且在酸水中较稳定，而反应产物难溶于水，因而有利于反应的进行和反应结果的观察。因此，本题的正确答案为 A。

11. 【试题答案】　E

【试题解析】本题考查要点是"含三萜皂苷类化合物的常用中药"。三七中主要化学成分是三萜皂苷类化合物，含量高达 12%。《中国药典》以人参 Rg_1、人参皂苷 Rb_1 及三七皂苷 R_1 指标成分进行含量测定。因此，本题的正确答案为 E。

12. 【试题答案】　E

【试题解析】本题考查要点是"苷键的裂解——酸催化水解"。吡喃糖苷中吡喃环的 C-5 上取代基越大越难水解，因此五碳糖最易水解，其顺序为五碳糖＞甲基五碳糖＞六碳糖＞七碳糖。如果接有—COOH，则最难水解。因此，本题的正确答案为 E。

13. 【试题答案】　C

【试题解析】本题考查要点是"含生物碱类化合物的常用中药"。乌头碱、次乌头碱、新乌头碱等为双酯型生物碱，具麻辣味，毒性极强，是乌头的主要毒性成分。若将双酯型生物碱在碱水中加热，或将乌头直接浸泡于水中加热，或不加热仅在水中长时间浸泡，都可水解酯基，生成单酯型生物碱或无酯键的醇胺型生物碱。如乌头碱水解后生成的单酯型生物碱为乌头次碱，无酯键的醇胺型生物碱为乌头原碱。单酯型生物碱的毒性小于双酯型生物碱，而醇胺型生物碱几乎无毒性，但它们均不减低原双酯型生物碱的疗效。这就是乌头及附子经水浸、加热等炮制后毒性变小的化学原理。因此，本题的正确答案为 C。

14. 【试题答案】　D

【试题解析】本题考查要点是"呋喃香豆素的光化学毒性"。许多香豆素具有光敏作用。对正常人群来讲，呋喃香豆素的光敏性质就是对人体皮肤的一种伤害，轻则引起皮肤黄褐斑或色素沉着，重则引起皮肤损伤，甚至皮肤癌，为此该类化合物受到了严格的限制。因此，本题的正确答案为 D。

15. 【试题答案】　D

【试题解析】本题考查要点是"白术的炮制方法"。炮制研究表明，白术麸炒后，挥发油含量有所减少，挥发油损失约为 15%，胃肠道刺激性减小，药性缓和。麸炒后内酯类成分含量增加，能提高健脾和胃作用。因此，本题的正确答案是 D。

16. 【试题答案】　B

【试题解析】本题考查要点是"含强心苷类化合物的常用中药"。香加皮、罗布麻叶主要含强心苷类化合物。因此，本题的正确答案为 B。

17. 【试题答案】　E

【试题解析】本题考查要点是"固体辅料及其作用"。蛤粉为蛤科动物文蛤、青蛤等的贝壳，经煅制粉碎后的灰白粉末。主要成分为氧化钙。蛤粉味咸，性寒。能清热，利湿，化痰，软坚。与药物共制可除去药物的腥味，增强疗效。主要用于烫制阿胶。因此，本题的正确答案是 E。

18. 【试题答案】　B

【试题解析】本题考查要点是"黄酮类"。《中国药典》以总黄酮为指标成分对槐米或槐花进行鉴别和含量测定。要求槐花总黄酮（以芦丁计）不少于8.0%，槐米总黄酮不少于20.0%，对照品采用芦丁。因此，本题的正确答案为B。

19. 【试题答案】　C

【试题解析】本题考查要点是"常用术语——中药药剂学"。中药药剂学是以中医药理论为指导，运用现代科学技术，研究中药药剂的配制理论、生产技术、质量控制与合理应用等内容的一门综合性应用技术科学。因此，本题的正确答案是C。

20. 【试题答案】　C

【试题解析】本题考查要点是"乳状液型注射剂的特点"。乳状液型注射剂应稳定，不得有相分离现象。因此，本题的正确答案为C。

21. 【试题答案】　B

【试题解析】本题考查要点是"片剂的质量要求"。咀嚼片、以冷冻干燥法制备的口崩片以及规定检查溶出度、释放度的片剂，一般不再进行崩解时限检查。因此，本题的正确答案为B。

22. 【试题答案】　A

【试题解析】本题考查要点是"药物透皮吸收的途径"。外用膏剂透皮吸收的途径有：①完整表皮；②皮肤的附属器：毛囊、皮脂腺和汗腺。完整表皮是透皮吸收的主要途径，表皮具有类脂质膜性质，脂溶性药物以非解离型透过皮肤，吸收途径为：角质层细胞及其间隙。毛囊和汗腺在透皮吸收的初期起着重要作用。因此，本题的正确答案为A。

23. 【试题答案】　A

【试题解析】本题考查要点是"药品的贮藏"。遮光指用不透光的容器包装，例如棕色容器或黑色包装材料包裹的无色透明、半透明容器。因此，本题的正确答案为A。

24. 【试题答案】　C

【试题解析】本题考查要点是"栓剂的质量要求"。栓剂的融变时限要求，除另有规定外，脂肪性基质的栓剂应在30分钟内全部融化、软化或触压时无硬芯；水溶性基质的栓剂应在60分钟内全部溶解。因此，本题的正确答案是C。

25. 【试题答案】　A

【试题解析】本题考查要点是"乳剂的基质"。基质与皮肤的水合作用，能增强药物的渗透性，其中油脂性基质透气、透水性差，可引起较强的水合作用，W/O乳剂基质次之，O/W型乳剂基质再次之，水溶性基质最差。因此，本题的正确答案为A。

26. 【试题答案】　C

【试题解析】本题考查要点是"水溶性基质"。水溶性基质包括纤维素衍生物聚乙二醇。因此，本题的正确答案为C。

27. 【试题答案】　C

【试题解析】本题考查要点是"水丸的赋形剂"。水丸常采用米醋作赋形剂。醋有助于增加药粉中生物碱类成分的溶出，利于吸收，提高药效。同时醋味酸、苦，性温，具有活血散瘀、理气止痛、行水消肿、矫味矫臭及引药入肝等作用,因此入肝经、活血散瘀止痛的药物制备水丸时,常选用醋作赋形剂。因此,本题的正确答案是C。

28.【试题答案】 D

【试题解析】本题考查要点是"中药四气"。中药四气(四性),是指中药寒、热、温、凉四种不同的药性,反映了中药在影响人体盛衰、寒热变化方面的作用趋势,是中药的最主要的性能。因此,本题的正确答案是D。

29.【试题答案】 C

【试题解析】本题考查要点是"配伍与禁忌"。①相须、相使配伍,在药效上可发挥增效协同,如大黄芒硝相须为用,治疗积滞便秘,尤以热结便秘为宜。②黄连木香配伍,治疗湿热下痢,黄连清热燥湿止痢,木香行气化滞止痛,相使为用。③相畏、相杀配伍,是同一种配伍的两种提法。相畏,指一种药物的毒性反应或副作用,能被另一种药物减轻或消除;相杀,指一种药物能减轻或消除另一种药物的毒性或副作用,如附子与甘草配伍,附子的毒性能被甘草减轻和消除,所以说附子畏甘草;甘草能减轻或消除附子的毒性或副作用,所以说甘草杀附子的毒。④相恶配伍是指两种药物合用,一种药物与另一种药物相互作用而致原有功效降低,甚至丧失药效,如丁香恶郁金,因郁金能削弱行气作用。⑤相反配伍指两种药物合用,能产生毒性反应或副作用。如海藻与甘草配伍,将产生毒副作用,属中药"十八反"因此,本题的正确答案是C。

30.【试题答案】 C

【试题解析】本题考查要点是"清热药的药理作用"。清热药的药理作用有:抗病原体、解热、抗炎、抗毒素、抗肿瘤、调节免疫。因此,本题的正确答案为C。

31.【试题答案】 D

【试题解析】本题考查要点是"各类中药的主要药理作用"。清热药具有抗病原体、抗毒素、解热、抗炎、调节免疫及抗肿瘤等作用,与其清泄里热功效相关。主要的药效物质基础有小檗碱(黄连、黄柏、三颗针)、黄芩素(黄芩)、苦参碱(苦参、山豆根)、绿原酸(金银花)、异绿原酸(金银花)、连翘酯苷(连翘)、色胺酮(板蓝根、青黛)、穿心莲内酯(穿心莲)、癸酰乙醛(鱼腥草)、青蒿素(青蒿)等。因此,本题的正确答案为D。

32.【试题答案】 E

【试题解析】本题考查要点是"温里药的药理作用"。温里药对心血管的影响:①强心:温里药一般均具有不同程度的正性肌力、正性频率和正性传导作用。②抗心律失常:干姜、肉桂、荜澄茄、荜茇也有加快心率作用。③扩张血管、改善血液循环。④抗休克。因此,本题的正确答案是E。

33.【试题答案】 C

【试题解析】本题考查要点是"中药的不良反应"。中药的不良反应包括副作用、毒性反应、变态反应、后遗症反应、特异质反应和依赖性。其中副作用是指在一般剂量下所出现的与治疗目的无关的作用。中药作用选择性低、作用范围广,当利用其中一种药理作用时其他作用就成了副作用。副作用一般危害不大,大多可自行恢复。如患者在使用麻黄治疗哮喘时,会出现失眠现象。因此,本题的正确答案是C。

34. 【试题答案】 C

【试题解析】本题考查要点是"根及根茎类中药——补骨脂"。补骨脂呈肾形，略扁，长3～5mm，宽2～4mm。表面黑色、黑褐色或灰褐色，具细微网状皱纹。顶端圆钝，有一小突起，凹侧有果梗痕。质硬。果皮薄，与种子不易分离；种子1枚，子叶2，黄白色，有油性。气香，味辛、微苦。因此，本题的正确答案为C。

35. 【试题答案】 A

【试题解析】本题考查要点是"《神农本草经》简介"。《神农本草经》为我国已知最早的药物学专著。著者不详，成书年代约在汉朝时期，它总结了汉代以前的药物知识。载药365种，分上、中、下三品。在序录中记载，药"有毒无毒，阴干曝干，采造时月，生、熟、土地所出，真伪陈新，并各有法"。并对药物的产地，采集时间、方法以及辨别药物形态真伪的重要性，有一些原则性的概括。因此，本题的正确答案为A。

36. 【试题答案】 A

【试题解析】本题考查要点是"常用根及根茎类中药——川芎的产地"。川芎主产于四川省都江堰市、彭州市、崇州市。贵州、云南、陕西、湖北亦产。多为栽培。因此，本题的正确答案为A。

37. 【试题答案】 C

【试题解析】本题考查要点是"根及根茎类中药"。饮片牛膝：呈圆柱形的段。外表皮灰黄色或淡棕色，有微细的纵皱纹及横长皮孔。质硬脆，易折断，受潮变软。切面平坦，淡棕色或棕色，略呈角质样而油润，中心维管束木部较大，黄白色，其外围散有多数黄色点状维管束，断续排列成2～4轮。气微，味微甜而稍苦涩。因此，本题的正确答案为C。

38. 【试题答案】 B

【试题解析】本题考查要点是"常用藻、菌、地衣类中药——茯苓的加工方法"。茯苓多于7～9月采挖，挖出后除去泥沙，堆置"发汗"后，摊开晾至表面干燥，再"发汗"，反复数次至现皱纹，内部水分大部散失后，阴干，称为"茯苓个"；或将鲜茯苓按不同部位切制，阴干，分别称为"茯苓块""茯苓片"和"茯苓皮"。因此，本题的正确答案为B。

39. 【试题答案】 B

【试题解析】本题考查要点是"根及根茎类中药——地龙"。地龙第14～16环节为生殖带，习称"白颈"。因此，本题的正确答案为B。

40. 【试题答案】 B

【试题解析】本题考查要点是"药材产地加工的目的"。中药材采收后，除少数要求鲜用外，如生姜、鲜石斛等，绝大多数要经过产地加工，形成干药材。药材产地加工的目的是：①除去杂质及非药用部位，保证药材的纯净度。②按《中国药典》规定进行加工或修制，使药材尽快灭活、干燥，保证药材质量。对需要鲜用的药材进行保鲜处理，防止霉烂、变质。③降低或消除药材的毒性或刺激性，保证用药安全。④有利于药材商品规格标准化。通过加工分等，对药材制定等级规格标准，使商品规格标准化，有利于药材的国内外交流与贸易。⑤有利于包装、运输与贮藏。经过产地加工，应使药材形状符合商品要求，色泽好，香气散失少，有效成分含量高，水分含量适度，纯净度高，保证药材的质量和用药的安全。因此，本题的正确答案为B。

二、B型题

41~42.【试题答案】 D、E

【试题解析】本组题考查要点是"道地药材"。怀药：主产地河南，如著名的"四大怀药"——地黄、牛膝、山药、菊花。浙药：主产地浙江，如著名的"浙八味"——浙贝母、白术、延胡索、山茱萸、玄参、杭白芍、杭菊花、杭麦冬。

43~46.【试题答案】 C、D、A、E

【试题解析】本组题考查要点是"苷键的裂解和苷的分类"。①按苷键原子不同，被酸水解的易难顺序为：N-苷＞O-苷＞S-苷＞C-苷。C上无未共享电子对，不能质子化，很难水解。而N碱度大，易接受质子，故最易水解。但当N原子处于嘧啶或酰胺位置时，也难于用无机酸水解。②酯苷苷元以羧基和糖的端基碳相连接。这种苷的苷键既有缩醛性质又有酯的性质，易为稀酸和稀碱所水解。③氰苷主要特点是多数为水溶性，不易结晶，容易水解，尤其有酸和酶催化时水解更快。生成的苷元α-羟腈很不稳定，立即分解为醛（酮）和氢氰酸。而在碱性条件下苷元容易发生异构化。

47~49.【试题答案】 A、B、D

【试题解析】本组题考查要点是"大孔吸附树脂洗脱液的选择"。根据吸附作用的强弱可选择不同的洗脱液或不同浓度的同一溶剂对各类成分进行粗分。其一般方法如下：①用适量水洗，洗下单糖、鞣质、低聚糖、多糖等极性物质，用薄层色谱检识，防止极性大的皂苷被洗下。②70%乙醇洗，洗脱液中主要为皂苷，但也含有酚性物质、糖类及少量黄酮，实验证明30%乙醇不会洗下大量的黄酮类化合物。③3%~5%碱溶液洗脱，可洗下黄酮、有机酸、酚性物质和氨基酸。④10%酸溶液洗脱，可洗下生物碱、氨基酸。⑤丙酮洗，可洗下中性亲脂性成分。

50~53.【试题答案】 E、C、D、A

【试题解析】本组题考查要点是"强心苷的显色反应"。

（1）Kedde反应：又称3,5-二硝基苯甲酸试剂反应。取样品的甲醇或乙醇溶液于试管中，加入3,5-二硝基苯甲酸试剂（A液：2%3,5-二硝基苯甲酸甲醇或乙醇溶液；B液：2mol/L氢氧化钾溶液，用前等量混合）3~4滴，溶液呈红色或紫红色。本试剂可用作强心苷纸色谱和薄层色谱显色剂，喷雾后显紫红色，几分钟后褪色。

（2）Raymond反应：又称间二硝基苯试剂反应。取样品约1mg，以少量50%乙醇溶解后加入间二硝基苯乙醇溶液0.1mL，摇匀后再加入20%氢氧化钠溶液0.2mL，反应液呈蓝紫色。

（3）Baljet反应：又称碱性苦味酸试剂反应。取样品的甲醇或乙醇溶液于试管中，加入碱性苦味酸试剂（A液：1%苦味酸乙醇溶液；B液5%氢氧化钠水溶液，用前等量混合）数滴，溶液呈橙色或橙红色。此反应过程有时较慢，需放置15分钟以后才能显色。

（4）Legal反应：又称亚硝酰铁氰化钠试剂反应。取样品1~2mg，溶于2~3滴吡啶中，加3%亚硝酰铁氰化钠溶液和2mol/L氢氧化钠溶液各1滴，反应液呈深红色并渐渐褪去。

54~56.【试题答案】 B、C、E

【试题解析】本组题考查要点是"各类中药的主要药理作用"。①祛风湿类药对免疫功能有抑制作用，如雷公藤、五加皮、独活、豨莶草、青风藤。②理气药可调节胃肠运动，其中青皮、枳实与枳壳的抑制胃肠运动作用较明显。另外枳实、枳壳、木香、陈皮等均可降低病理性胃酸的过度分泌，具有抗溃疡作用。③活血化瘀药有降低血液黏度、降低红细胞压积、减慢红细胞沉降率、加快红细胞或血小板电泳速度、增强红细胞变形能力等改善血液流变学的作用。其中以丹参、川芎、赤芍、益母草、蒲黄等作用更为明显。

57~60.【试题答案】 A、B、C、D

【试题解析】本组题考查要点是"中药化学成分一般提取方法"。①浸渍法：是在常温或者温热（60~80℃）的条件下用适当的溶剂浸渍药材以溶出其中有效成分的方法。本法适用于有效成分遇热不稳定的或含大量淀粉、树胶、果胶、黏液质的中药的提取。②渗漉法：不断向粉碎的中药材中添加新鲜浸出溶剂，使其渗过药材，从渗漉筒下端出口流出浸出液的一种方法。③回流提取法：用易挥发的有机溶剂加热回流提取中药成分的方法。④升华法：适用于具有挥发性、能随水蒸气蒸馏而不被破坏，且难溶或不溶于水的化学成分的提取。⑤超声提取法：是采用超声波辅助溶剂进行提取的方法。

61~64.【试题答案】 B、E、D、D

【试题解析】本组题考查要点是"红娘子与枳壳的炮制"。①芥子：炒芥子是取净芥子，置炒制容器内，用文火加热，炒至深黄色，有爆裂声，当散出香辣气时，取出晾凉。②红娘子经米炒后，能够降低药物的毒性，矫正不良气味。③苍术药性燥烈，经麸炒后药性缓和，不致耗气伤阴。④麸炒枳壳是先将锅烧热，均匀撒入定量麦麸，用中火加热，待烟起投入枳壳片，不断翻动，炒至淡黄色时取出，筛去麦麸，放凉。麸炒后，能够缓和燥性或酸性，增强健胃消胀作用，用于宿食停滞、呕逆嗳气。

65~68.【试题答案】 A、B、C、D

【试题解析】本组题考查要点是"固体辅料及其作用"。

（1）麦麸与药共制能缓和药物的燥性，增强疗效，除去药物不良气味，使药物气味均匀一致。

（2）河砂主要是作为中间传热体，利用其温度高、传热快的特点，使质地坚韧的药物质地酥脆，或使药物膨大鼓起，便于粉碎和利于有效成分的溶出。

（3）稻米与药共制，可增强药物疗效，降低刺激性和毒性。

（4）土与药物共制后可降低药物的刺激性，增强药物疗效。

（5）蛤粉与药物共制可除去药物的腥味，增强疗效。

69~72.【试题答案】 D、A、E、B

【试题解析】本组题考查要点是"外用膏剂常用基质"。滴丸的基质包括水溶性基质和非水溶性基质，其中水溶性基质有聚乙二醇、硬脂酸钠、甘油明胶，非水溶性基质有硬脂酸、蜂蜡、虫蜡、氢化植物油。软膏基质包括油脂性基质、水溶性基质和乳剂型基质。油脂性基质包括油脂类、类脂类、烃类及硅酮；水溶性基质主要有纤维素衍生物、聚乙二醇、卡波姆、海藻酸钠、甘油明胶、皂土等，因水溶性基质易干涸、霉变，常加入保湿剂和防腐剂。橡胶膏剂的基质有橡胶、增黏剂（如松香）、软化剂（有凡士林、羊毛脂、液状石蜡、植物油）等。填充剂常用氧化锌（药用规格）、锌钡白（俗称立德粉）。黑膏药的基质主要是植物油或铅丹。

73～74.【试题答案】 A、C

【试题解析】本组题考查要点是"胶剂"。①冰糖可增加胶剂的透明度和硬度。②明矾可沉淀胶液中的泥沙杂质。

75～77.【试题答案】 B、D、C

【试题解析】本组题考查要点是"丸剂的包衣"。常见的药物包衣有朱砂衣（镇静、安神、补心类药物常用）、黄柏衣（利湿、渗水、清下焦湿热的药物常用）、雄黄衣（解毒、杀虫类药物常用）、青黛衣（清热解毒类药物常用）、百草霜衣（清热解毒类药物常用）。

78～79.【试题答案】 C、A

【试题解析】本组题考查要点是"炮制常用辅料及作用"。①酒性大热，味甘、辛。能活血通络，祛风散寒，行药势，矫味矫臭。②醋味酸、苦，性温。具有引药入肝、理气、止血、行水、消肿、解毒、散瘀止痛、矫味矫臭等作用。

80～84.【试题答案】 B、D、C、E、A

【试题解析】本组题考查要点是"各类液体药剂的附加剂"。①阿拉伯胶为有效的O/W型乳化剂，一般用量为10%～15%。②聚山梨酯为润湿剂。③羧甲基纤维素钠为合成高分子助悬剂。④甘油为低分子助悬剂。⑤枸橼酸氢盐为絮凝剂。

85～87.【试题答案】 A、E、B

【试题解析】本组题考查要点是"常用全草类中药的来源"。①鱼腥草为三白草科植物蕺菜的新鲜全草或干燥地上部分。②广藿香为唇形科植物广藿香的干燥地上部分。③紫花地丁为堇菜科紫花地丁的干燥全草。

88～90.【试题答案】 A、B、D

【试题解析】本组题考查要点是"常用叶类中药的性状鉴别"。①侧柏叶：多分枝，小枝扁平叶细小鳞片状，交互对生，贴伏于枝上，深绿色或黄绿色。质脆，易折断。气清香，味苦涩、微辛。②大青叶：多缩皱卷曲，有的破碎。完整的叶片展平后呈长椭圆形至长圆状倒披针性，长5～20cm，宽2～6cm；上表面暗灰绿色，有的可见色较深稍突起的小点；先端钝，全缘或微波状，基部狭窄下延至叶柄成翼状；叶柄长4～10cm，浅棕黄色。质脆。气微，味微酸、苦、涩。③番泻叶：呈长卵形或卵状披针形，长1.5～5cm，宽0.4～2cm，叶端急尖，叶基稍不对称，全缘。上表面黄绿色，下表面浅黄绿色，无毛或近无毛，叶稍隆起。革质。气微弱而特异，味微苦，稍有黏性。

91～93.【试题答案】 A、C、B

【试题解析】本组题考查要点是"常用根及根茎类中药的采收加工方法"。绵马贯众秋季采挖，削去叶柄、须根，除去泥沙晒干。延胡索夏初茎叶枯萎时采挖，除去须根，洗净，置沸水中煮至恰无白心时，取出，晒干。玄参冬季茎叶枯萎时采挖根，除去根茎、幼芽（供留种栽培用）、须根及泥沙，晒或烘至半干，堆放3～6天"发汗"，反复数次至内部变黑色，再晒干或烘干。

94～95.【试题答案】　　E、C

【试题解析】本组题考查要点是"常用其他类中药的来源"。海金沙的药用部位为海金沙科植物海金沙的干燥成熟孢子。五倍子的药用部位为漆树科植物盐肤木、青麸杨或红麸杨叶上的虫瘿，主要由五倍子蚜寄生而形成。按外形不同，分为"肚倍"和"角倍"。五倍子的产生，必须兼有寄主盐肤木类植物、五倍子蚜虫和过冬寄主提灯藓类植物等三要素，而且此种苔藓类植物须终年湿润，以利蚜虫过冬。

96～97.【试题答案】　　A、C

【试题解析】96题考查要点是"含醌类化合物的常用中药"。大黄主要蒽醌类成分的生物活性：现代药理研究证明，大黄产生泻下作用的有效成分为番泻苷类，游离蒽醌类的泻下作用较弱。97题考查要点是"含生物碱类化合物的常用中药"。黄连生物碱的生物活性：药理实验表明，其主要成分小檗碱有明显的抗菌、抗病毒作用，小檗碱、黄连碱、巴马汀、药根碱等原小檗碱型生物碱还具有明显的抗炎、解痉、抗溃疡、免疫调节及抗癌等作用。

98～100.【试题答案】　　C、D、A

【试题解析】本组题考查要点是"古代中药鉴定与本草"。

（1）《本草纲目拾遗》是清代赵学敏编撰的，此书是为了拾遗补正李时珍的《本草纲目》而作，载药921种，其中新增药物716种，如冬虫夏草、西洋参、浙贝母、鸦胆子、银柴胡等均系初次记载，大大丰富了中药学内容。

（2）《证类本草》是宋代最值得重视的本草。北宋后期蜀医唐慎微将《嘉祐补注本草》和《图经本草》校订增补，编成本草、图经合一的《经史证类备急本草》，简称《证类本草》。此书内容丰富，图文并茂，共31卷，载药1746种，新增药物500余种。

（3）宋代至嘉祐年间，官命掌禹锡等编辑《嘉祐补注神农本草》，简称为《嘉祐补注本草》或《嘉祐本草》，新增药物99种。又令苏颂等校注药种图说，编成《图经本草》，共21卷，对药物的产地、形态、用途等均有说明，成为后世本草图说的范本。

三、C型题

101.【试题答案】　　A

【试题解析】干姜的主治病证有脾胃受寒或虚寒所致腹痛、呕吐、泄泻；亡阳欲脱；寒饮咳喘。因此，本题的正确答案是A。

102.【试题答案】　　A

【试题解析】肉桂的主治病证有肾阳不足、命门火衰之阳痿、宫冷、畏寒肢冷；下元虚冷、虚阳上浮之上热下寒证；阳虚中寒之脘腹冷痛、食少便溏；经寒血滞之痛经、闭经、寒疝腹痛、寒湿痹通，腰痛；阴疽，痈肿脓成不溃或久溃不敛。因此本题的正确答案是A。

103. 【试题答案】　D

【试题解析】肉桂的使用注意有：本品辛热助火动血，故孕妇及里有实热、血热妄行者忌服，阴虚火旺者不宜单用。干姜的使用注意是：燥热助火，故孕妇慎服。因此本题的正确答案是D。

104. 【试题答案】　B

【试题解析】本题考查要点是"软胶囊的囊材组成"。增塑剂包括：甘油、山梨醇等。因此，本题的正确答案为B。

105. 【试题答案】　E

【试题解析】本题考查要点是"胶囊剂的特点"。油状介质常用10%～30%的油蜡混合物做助悬剂。因此，本题的正确答案为E。

106. 【试题答案】　C

【试题解析】本题考查要点是"其他制法——复制"。法半夏的制备：取净半夏，大小分开，用水浸泡至无干心，取出，另取甘草适量，加水煎煮二次，合并煎液，倒入用适量石灰水配制的石灰液中，搅匀，加入上述已浸透的半夏，每日搅拌1～2次，并保持浸液pH在12上，至切面黄色均匀，口尝微有麻舌感，取出，洗净，阴干或烘干。因此，本题的正确答案为C。

107. 【试题答案】　A

【试题解析】本题考查要点是"含黄酮类化合物常见中药"。《中国药典》规定，陈皮的含量测定成分为橙皮苷。因此，本题的正确答案为A。

108. 【试题答案】　B

【试题解析】本题考查要点是"道地药材"。四大怀药分别为地黄、牛膝、山药、菊花。因此，本题的正确答案为B。

109. 【试题答案】　C

【试题解析】本题考查要点是"蒸、煮、燀法"。黑顺片：取泥附子，按大小分别洗净，浸入食用胆巴的水溶液中数日，连同浸液煮至透心，捞出，水漂，纵切成厚0.5cm的片，再用水浸漂，用调色液使附片染成茶色，取出，蒸至出现油面、光泽后，烘至半干，再晒干或继续烘干。因此，本题的正确答案为C。

110. 【试题答案】　C

【试题解析】本题考查要点是"生物碱"。其中双酯型二萜类生物碱，包括乌头碱、中乌头碱、次乌头碱是川乌中的主要毒性成分。炮制后由于双酯型的乌头碱类成分水解破坏而使其毒性降低。因此，本题的正确答案为C。

四、X型题

111. 【试题答案】　ABDE

【试题解析】本题考查要点是"中药成分的毒性"。马兜铃酸除在马兜铃中含有外，还有几十种中药如关木通、细辛、天仙藤、广防己、青木香等均存在。因此，本题的正确答案为ABDE。

112. 【试题答案】 ABE

【试题解析】 本题考查要点是"胆汁酸的结构特点",在高等动物胆汁中发现的胆汁酸通常是24个碳原子的胆烷酸的衍生物。天然胆汁酸是胆烷酸的衍生物,在动物的胆汁中它们通常与甘氨酸或牛磺酸的氨基以酰胺键结合成甘氨胆汁酸或牛磺胆汁酸,并以钠盐形式存在。所以,选项E的叙述是正确的。胆烷酸的结构中有甾体母核,其中B/C环稠合皆为反式,C/D环稠合也多为反式,而A/B环稠合有顺反两种异构体形式。所以,选项A的叙述是正确的。母核上的C-10位和C-13位碳的角甲基皆为β-取向,C-17位上连接的戊酸侧链也是β-取向。所以,选项B的叙述是正确的。胆汁酸的结构中多有羟基存在,羟基结合点往往在C-3、C-7和C-12位上,羟基的取向既有α型也有β型。有时在母核上也可见到双键、羰基等基团的存在。甾体母核A/B环为顺式稠合时称为正系,若为反式稠合则为别系,如胆酸为正系,别胆酸则为别系。因此,本题的正确答案为ABE。

113. 【试题答案】 BC

【试题解析】 本题考查要点是"麻黄生物碱的鉴别反应"。麻黄碱和伪麻黄碱不与一般生物碱沉淀试剂发生沉淀反应。因此,本题的正确答案为BC。

114. 【试题答案】 BD

【试题解析】 本题考查要点是"阿胶的炮制方法"。蛤粉炒阿胶降低了滋腻之性,质变酥脆,利于粉碎,同时也矫正了不良气味,善于益肺润燥。用于阴虚咳嗽、久咳少痰或痰中带血;蒲黄炒阿胶以止血安络力强,多用于阴虚咳血、崩漏、便血。因此,本题的正确答案是BD。

115. 【试题答案】 BCD

【试题解析】 本题考查要点是"药物检验"。其中薄层色谱、微生物限度不符合,因此,本题的正确答案为BCD。

116. 【试题答案】 AB

【试题解析】 本题考查要点是"荆芥的炮制方法"。荆芥炒炭后,辛散作用极弱,具有止血的功效,用于衄血、便血、崩漏等出血证和产后血晕。因此,本题的正确答案是AB。

117. 【试题答案】 ABCDE

【试题解析】 本题考查要点是"直肠给药栓剂中药物的吸收途径及影响因素"。肛门给药后,药物在直肠的主要吸收途径有:①经直肠上静脉吸收,由门静脉进入肝脏,再由肝脏进入大循环;②经直肠下静脉和肛门静脉吸收,由髂内静脉绕过肝脏,从下腔大静脉直接进入大循环;③经直肠淋巴系统吸收。

影响直肠给药栓剂中药物吸收的因素:①生理因素:栓剂塞入直肠的深度影响药物的吸收,当栓剂塞入距肛门口2cm处时,其给药量的50%~70%可不经过门肝系统。另外,直肠有粪便存在、腹泻及组织脱水等均可能影响药物从直肠部位的吸收。直肠液的pH值约为7.4,且无缓冲能力,对弱酸弱碱性药物的吸收都有影响。②药物因素:药物的溶解度、脂溶性与解离度及粒径大小等均可影响药物的直肠吸收。难溶性药物宜减少粒径以增加溶出。脂溶性、非解离型的药物易吸收。③基质因素(略)。因此,本题的正确答案为ABCDE。

118. 【试题答案】 ABCD

【试题解析】本题考查要点是"解表药的分类"。解表药分为辛温解表药与辛凉解表药两类,分别有发散风寒和发散风热的作用。因此,本题的正确答案是 ABCD。

119. 【试题答案】 BD

【试题解析】本题考查要点是"丸剂的水分要求"。丸剂的水分要求:①大蜜丸、小蜜丸、浓缩蜜丸≤15%;③水蜜丸、浓缩水蜜丸≤12%;③水丸、糊丸和浓缩水丸≤9%;④蜡丸、滴丸不检查水分。因此,本题的正确答案为 BD。

120. 【试题答案】 CDE

【试题解析】本题考查要点是"常用动物类中药——蛤蚧和金钱白花蛇的共同点"。

(1) 蛤蚧为脊索动物门爬行纲壁虎科动物蛤蚧除去内脏的干燥体,主产于广西龙津、大新、白色、容县等地。云南、广东、福建等省亦产。广西、江苏等省区已人工养殖。

(2) 金钱白花蛇为脊索动物门爬行纲眼镜蛇科动物银环蛇的幼蛇除去内脏的干燥体。主产于广东、广西、海南。湖南、江西、浙江亦产。广东、江西等省有养殖。

从上面叙述可以看出,蛤蚧和金钱白花蛇的共同点有:①均来源于脊索动物门;②均为除去内脏的干燥体;③主产地两者都有广西。因此,本题的正确答案为 CDE。

中药学专业知识（一）

临考冲刺模拟试卷（二）

一、**A型题**（最佳选择题。共40题，每题1分。每题的备选答案中只有一个最佳答案）。

1. 归经是指（　　）
   A. 药物作用的归属
   B. 药物作用的好坏
   C. 药物作用的定位
   D. 药物对机体某部分的选择
   E. 药物的特性

2. 对《中国药典》规定的药材产地加工的干燥方法说法不正确的是（　　）
   A. 烘干、晒干均不适宜的，用"阴干"或"晾干"表示
   B. 不宜用较高温度烘干的，则用"晒干"或"低温干燥"（一般不超过60℃）表示
   C. 少数药材需要短时间干燥，则用"暴晒"或"及时干燥"表示
   D. 不宜用较低温度干燥的，则用"晒干"或"高温干燥"表示
   E. 烘干、晒干、阴干均可的用"干燥"表示

3. 依据方剂配方原则，下列关于使药作用的说法正确的是（　　）
   A. 引方中诸药直达病所
   B. 消除君臣药烈性
   C. 协助君臣药加强治疗作用
   D. 直接治疗次要兼证
   E. 与君药药性相反而又能在治疗中起相成作用

4. 胆汁酸类化合物母核属于（　　）
   A. 萜类化合物
   B. 蛋白质类化合物
   C. 多糖类化合物
   D. 甾体化合物
   E. 鞣酸类化合物

5. 以芦丁为主要成分的药材是（　　）
   A. 黄芪
   B. 柴胡
   C. 姜黄
   D. 知母
   E. 槐米

6. 宜用酸水提取，加碱调至碱性后可从水中沉淀析出的成分是（　　）
   A. 香豆素类
   B. 黄酮类
   C. 生物碱类
   D. 蒽醌类
   E. 木脂素类

7. 下列选项中，关于挥发油的描述，错误的是（　　）
   A. 挥发油也称精油，是存在于植物体内的一类可随水蒸气蒸发、与水不相混溶的挥发性油状液体

B. 大多具有芳香嗅味，并且有多方面较强的生物活性
C. 具有止咳、平喘、祛痰、消炎、祛风、健胃、解热、镇痛、解痉、杀虫、抗癌、利尿、降压和强心等药理作用
D. 常温下大多为无色或淡黄色的透明液体，少数具有其他颜色，如佛手油显红棕色，桂皮油显蓝色
E. 常温下，可自然挥发

8. 麻黄碱不具有的性质是（　　）
   A. 为无色结晶，具有挥发性
   B. 为有机仲胺衍生物，碱性较强
   C. 溶解性与一般的生物碱相同
   D. 可溶于水
   E. 能溶解于氯仿、乙醚、苯及醇类溶剂

9. 《中国药典》以蒽醌为控制成分之一的中药是（　　）
   A. 益智　　　　　　　　　　B. 薏苡仁
   C. 郁李仁　　　　　　　　　D. 酸枣仁
   E. 沙苑子

10. 多皱缩成团，主根长圆锥形，淡黄棕色，叶基生，灰绿色，叶片展平后呈披针形或卵状披针形；蒴果椭圆形或3裂的药材是（　　）
    A. 大蓟　　　　　　　　　　B. 蒲公英
    C. 半枝莲　　　　　　　　　D. 紫花地丁
    E. 车前草

11. 糖尿病患者不宜选用的药物剂型是（　　）
    A. 露剂　　　　　　　　　　B. 胶囊剂
    C. 滴丸　　　　　　　　　　D. 煎膏剂
    E. 酒剂

12. 常与凡士林合用，调节渗透性与吸水性的软膏基质是（　　）
    A. 蜂蜡　　　　　　　　　　B. 石蜡
    C. 羊毛脂　　　　　　　　　D. 植物油
    E. 氢化植物油

13. 既能溶于水，又能溶于氯仿、乙醚等亲脂性有机溶剂的生物碱是（　　）
    A. 苦参碱　　　　　　　　　B. 氧化苦参碱
    C. 秋水仙碱　　　　　　　　D. 小檗碱
    E. 莨菪碱

14. 具有兴奋子宫平滑肌作用的理气药，不包括（　　）
    A. 枳实　　　　　　　　　　B. 枳壳
    C. 陈皮　　　　　　　　　　D. 香附
    E. 木香

15. 确定糖苷中糖的连接位置，可采用将糖苷进行（　　）

A. 酸催化水解 B. 碱催化水解
C. 酶催化水解 D. 氧化裂解
E. 全甲基化酸催化水解

16. 用碱溶酸沉法提取香豆素类化合物的依据是香豆素（   ）
    A. 具有挥发性 B. 具有内酯环
    C. 具有强亲水性 D. 具有强亲脂性
    E. 含有酚羟基

17. 饮片炮制品的含水量控制范围是(   )
    A. 1%~3% B. 4%~5%
    C. 7%~13% D. 15%~18%
    E. 20%~25%

18. 善清头目之火，治目赤肿痛、口舌生疮，宜选用的饮片是（   ）
    A. 黄连 B. 酒黄连
    C. 姜黄连 D. 萸黄连
    E. 黄连炭

19. 吸入气雾剂药物的主要吸收部位是(   )
    A. 口腔 B. 咽喉
    C. 气管 D. 支气管
    E. 肺泡

20. 土的辅料用量为每100kg药物用土粉（   ）
    A. 10~15kg B. 20~25kg
    C. 25~30kg D. 15~20kg
    E. 30~35kg

21. 合剂若加蔗糖，除另有规定外，含蔗糖量以g/mL计，含糖量一般不高于(   )
    A. 50% B. 40%
    C. 30% D. 20%
    E. 10%

22. 附子中去甲乌药碱的强心作用机制是(   )
    A. 兴奋α受体 B. 促进Ca^{2+}内流
    C. 阻断M受体 D. 抑制Na^+,K^+-ATP酶
    E. 兴奋β-受体

23. 关于鳖甲的炮制叙述不正确的是（   ）
    A. 醋鳖甲时，当炒至外表淡黄色，质酥脆时，取出，筛去砂，趁热投入醋液中稍浸，捞出，干燥，捣碎
    B. 醋鳖甲质变酥脆，易于粉碎即煎出有效成分，并能矫臭矫味
    C. 醋制能增强药入肝消积、软坚散结的作用
    D. 鳖甲炮制后蛋白质含量明显提高
    E. 炮制后Zn、Fe、Se及Ca的含量明显提高

24. 不用作煨制辅料的有（　　）
    A. 麦麸　　　　　　　　　　B. 蛤粉
    C. 滑石粉　　　　　　　　　D. 纸
    E. 面粉

25. 以原植物鉴定为例，中药的真实性鉴定——基原鉴定的步骤为（　　）
    A. 核对文献→观察植物形态→核对标本
    B. 核对标本→核对文献→观察植物形态
    C. 核对文献→核对标本→观察植物形态
    D. 观察植物形态→核对文献→核对标本
    E. 观察植物形态→核对标本→核对文献

26. 川乌的主要毒性成分是（　　）
    A. 双酯型　　　　　　　　　B. 单酯型
    C. 季铵型　　　　　　　　　D. 醇胺型
    E. 有机胺类

27. 适合作润湿剂的表面活性剂的HLB值为（　　）
    A. 8～13　　　　　　　　　　B. 8～16
    C. 7～9　　　　　　　　　　D. 3～8
    E. 5～10

28. 延缓药物水解的方法不包括（　　）
    A. 调节pH值　　　　　　　　B. 驱逐氧气
    C. 改变溶剂　　　　　　　　D. 降低温度
    E. 制成干燥固体

29. 莱菔子宜采用的炮制方法是（　　）
    A. 土炒　　　　　　　　　　B. 麸炒
    C. 炒炭　　　　　　　　　　D. 炒黄
    E. 炒焦

30. 生物半衰期是药物在体内的量或血药浓度消除（　　）所需要的时间。
    A. 50%　　　　　　　　　　　B. 63.2%
    C. 10%　　　　　　　　　　　D. 90%
    E. 20%

31. 活血化瘀药的药理作用包括（　　）
    A. 改善血液流变学、抗血栓，改善微循环，改善血流动力学
    B. 镇痛、抗炎
    C. 调节免疫功能、抗病原微生物
    D. 改善微循环、调节机体免疫功能
    E. 影响造血系统，改善血液流变学、抗血栓，改善血流动力学

32. 表面黄白色或淡棕黄色；质松泡；气微，味微甘的药材是（　　）
    A. 玉竹　　　　　　　　　　B. 山药

C. 桔梗　　　　　　　　　D. 地黄

E. 南沙参

33. 关于眼用制剂质量要求的说法，错误的是（　　）

A. 眼用制剂在启用后最多可使用5周

B. 供外科手术用的眼用制剂不得添加抑菌剂

C. 眼内注射溶液应采用一次性包装

D. 急救用的眼用制剂不得添加抗氧剂

E. 眼用半固体制剂每个容器的装量应不超过5g

34. 花蕾呈研棒状，长1～2cm，表面红棕色或暗棕色，花瓣内的雄蕊和花柱搓碎后可见众多黄色细粒状花药的花类药材是（　　）

A. 金银花　　　　　　　　B. 洋金花

C. 款冬花　　　　　　　　D. 丁香

E. 红花

35. 宿萼入药的药材是（　　）

A. 甜瓜蒂　　　　　　　　B. 橘络

C. 龙眼肉　　　　　　　　D. 地肤子

E. 柿蒂

36. 下列选项中，关于小茴香的性状描述，正确的是（　　）

A. 类圆球形，两端平

B. 椭圆形

C. 背面有5条微隆起的纵棱线

D. 背面有5条薄而明显的突起纵棱

E. 黄红色或淡红色

37. 根头部具有横环纹，习称"蚯蚓头"的药材是（　　）

A. 防风　　　　　　　　　B. 川芎

C. 柴胡　　　　　　　　　D. 太子参

E. 白术

38. 褐藻贮存的养分主要是（　　）

A. 甘露醇　　　　　　　　B. 麦角甾醇

C. 生物碱　　　　　　　　D. 维生素

E. 卵磷脂

39. 石决明来源于（　　）动物的贝壳。

A. 珍珠贝科　　　　　　　B. 鲍科

C. 海龙科　　　　　　　　D. 牡蛎科

E. 蚌科

40. 关于槐花的采收叙述正确的是（　　）

A. 冬末春初花未开放时采收，除去枝梗及杂质，阴干

B. 夏季花开放或花蕾形成时采收，及时干燥，除去枝、梗及杂质

C. 当花蕾由绿色转红时采摘，晒干
D. 夏初花开放前采收，干燥
E. 5~6月采取未开放的花蕾，置通风处阴干

二、B型题（配伍选择题。每题1分，共60题。备选答案在前，试题在后。每组若干题，每组题均对应同一组备选答案。每题只有一个正确答案。每个备选答案可重复选用，也可不选用）

A. 《五十二病方》　　　　B. 《神农本草经》
C. 《诗经》　　　　　　　D. 《证类本草》
E. 《本草纲目》

41. 我国已知最早的药物学专著是（　　）
42. 我国第一部诗歌总集是（　　）
43. 我国16世纪以前医药成就的大总结是（　　）

A. 秋、冬季　　　　　　　B. 果实成熟时
C. 开花前或果实未成熟前　D. 花含苞待放时
E. 全年均可

44. 种子类药材一般应在（　　）采收。
45. 根类及根茎类药材一般应在（　　）采收。
46. 花类药材一般应在（　　）采收。
47. 叶类药材一般应在（　　）采收。

A. 蜈蚣　　　　　　　　　B. 海马
C. 全蝎　　　　　　　　　D. 土鳖虫
E. 斑蝥

48. 呈扁平卵形，先端较狭，后端较宽，背部紫褐色，有光泽，无翅的药材是（　　）
49. 头胸部与前腹部成扁平长椭圆形，后腹部呈尾状，末节有锐钩状毒刺的药材是（　　）

A. 五碳醛糖　　　　　　　B. 糖醛酸
C. 六碳醛糖　　　　　　　D. 2,6-去氧糖
E. 二糖

50. 木糖为（　　）
51. 洋地黄毒苷为（　　）

A. 何首乌　　　　　　　　B. 桃仁
C. 郁李仁　　　　　　　　D. 芦荟
E. 决明子

52. 主要化学成分是脂溶性物质、蛋白质、甾醇及其糖苷类、黄酮类、酚酸类等的是（　　）
53. 具有补肝肾、益精血、乌须发、强筋骨功效的是（　　）
54. 具有抑制葡萄球菌生长，收缩子宫、降压、降血清胆固醇功效的是（　　）

  A. 喜树碱   B. 石蒜碱
  C. 氧化苦参碱   D. 麻黄碱
  E. 槟榔次碱

55. 既可溶于水，又可溶于三氯甲烷的是（　　）
56. 具有配位键结构，可溶于水的是（　　）
57. 可溶于碳酸氢钠溶液的是（　　）
58. 不溶于一般的有机溶液，而溶于酸性三氯甲烷的是（　　）

  A. 二氢黄酮   B. 异黄酮
  C. 黄酮   D. 花色素
  E. 查耳酮

59. 本身显示黄色至橙黄色的黄酮类化合物是（　　）
60. 本身显浅黄色的黄酮类化合物是（　　）

  A. 润滑剂   B. 润湿剂
  C. 黏合剂   D. 崩解剂
  E. 吸收剂

61. 片剂制备过程中，辅料淀粉浆用作（　　）
62. 片剂制备过程中，辅料硬脂酸镁用作（　　）
63. 片剂制备过程中，辅料碳酸氢钠用作（　　）

  A. 二氢黄酮   B. 黄酮苷
  C. 3－OH和5－OH黄酮 D. 查耳酮
  E. 邻二酚羟基黄酮

64. 四氢硼钠可用（　　）检识。
65. 二氯氧化锆可用（　　）检识。
66. 醋酸镁（显蓝色荧光）可用（　　）检识。

  A. 1%   B. 2%
  C. 3%   D. 4%
  E. 5%

67. 国家中医药管理局《中药饮片质量标准通则（试行）》的通知中规定果实种子类、全草类、树脂类含药屑、杂质不得过（　　）

68. 国家中医药管理局《中药饮片质量标准通则（试行）》的通知中规定炒焦品、麸制品等含药屑、杂质不得超过（　　）

　　A. 能软、能下　　　　　　B. 能燥、能泻
　　C. 能补、能缓　　　　　　D. 能收、能涩
　　E. 能散、能行

69. 辛味的作用特点是（　　）
70. 甘味的作用特点是（　　）
71. 苦味的作用特点是（　　）

　　A. 复制　　　　　　　　　B. 发芽
　　C. 发酵　　　　　　　　　D. 蒸
　　E. 煮

72. 时间可选在春、秋季，地点应选在阴凉处，避免暴晒的是（　　）
73. 之前应进行杀菌、杀虫处理的是（　　）

　　A. 费休法　　　　　　　　B. 烘干法
　　C. 减压干燥法　　　　　　D. 甲苯法
　　E. 气相色谱法

74. 适用于不含和少含挥发性成分的药品的是（　　）
75. 适用于含挥发性成分的药品的是（　　）

　　A. 防己　　　　　　　　　B. 雷公藤
　　C. 洋金花　　　　　　　　D. 山豆根
　　E. 延胡索

76. 《中国药典》规定，以阿托品为质量控制成分之一的中药是（　　）
77. 《中国药典》规定，以苦参碱为质量控制成分之一的中药是（　　）
78. 《中国药典》规定，以东莨菪碱为质量控制成分之一的中药是（　　）

　　A. 不溶性固体药物制备软膏加入基质的方法
　　B. 水溶性药物制备软膏加入基质的方法
　　C. 中药浸出制剂制备软膏加入基质的方法
　　D. 含有共熔成分制备软膏加入基质的方法
　　E. 含有挥发性药物或热敏性药物制备软膏加入基质的方法

79. 先用少量水溶解，以羊毛脂吸收后，再与其余基质混匀的是（　　）
80. 制成细粉、极细粉或微粉，与少量甘油、蜡等研匀后，再逐渐递加其余基质研匀的是（　　）
81. 浓缩至稠膏状，再与基质混匀的是（　　）

82. 先将其研磨共熔后,再与冷却至40℃的基质混匀的是(   )

    A. 茶剂   B. 茶块
    C. 袋泡茶   D. 锭剂
    E. 膏剂

83. 含茶叶或不含茶叶的饮片粗粉或提取物用沸水泡服或煎服的制剂(   )
84. 将提取物或饮片细粉,喷入或拌入茶叶中,干燥灭菌后装入茶袋中的制剂(   )
85. 将药物细粉加适宜的黏合剂制成软材或颗粒,并压制成一定形状的制剂(   )

    A. pH 低   B. 胃排空速率减小时
    C. pH 值高   D. 油/水分配系数大
    E. 油/水分配系数小

86. (   ) 有利于酸性药物吸收。
87. (   ) 有利于弱酸性药物在胃中的吸收。
88. (   ) 有利于碱性药物吸收。

    A. 发汗   B. 泻下
    C. 抗毒素   D. 调节子宫平滑肌
    E. 利胆

89. 为解表药药理作用的是(   )
90. 为清热药药理作用的是(   )

    A. 松贝   B. 青贝
    C. 炉贝   D. 大贝
    E. 珠贝

91. 直径0.5~2.5cm,表面类白色或浅棕黄色,相对抱合,顶端开裂而略尖,基部稍尖或较钝的是(   )
92. 直径0.3~0.9cm,表面类白色,外层鳞叶2瓣,大小悬殊,习称"怀中抱月"的是(   )

    A. 髓部异常复合维管束的形成层成环,其射线呈星状射出
    B. 皮部有4~11个类网形异常维管束环列
    C. 黄白色小点排列成数轮同心环
    D. 草酸钙方晶或簇晶
    E. 朱砂点

93. 牛膝药材的特征是(   )
94. 何首乌药材的断面特征是(   )

A. 河砂 B. 滑石粉
C. 稻米 D. 灶心土
E. 蛤粉

95. 具有补中益气作用的炮制辅料是（   ）
96. 具有温中止泻作用的炮制辅料是（   ）
97. 具有化痰软坚作用的炮制辅料是（   ）

A. 安徽、湖北、四川 B. 辽宁、河北、内蒙古
C. 泰国、柬埔寨、印度尼西亚 D. 广东、云南、海南
E. 江西、四川、湖北

98. 木瓜主产于（   ）
99. 枳壳主产于（   ）
100. 砂仁主产于（   ）

三、C 型题（综合分析选择题。共 10 题，每题 1 分。每题的备选答案中只有一个最佳答案）

某男，50 岁，感冒数日，症见寒热往来，胸胁苦满，食欲不振，心烦喜呕，口苦咽干。中医诊为外感病邪犯少阳证。治当解表散热，疏肝和胃。处以小柴胡汤，其药物组成为柴胡、黄芩、党参、大枣、生姜、姜半夏、甘草。

101. 处方调配复核，见有类圆形或不规则性薄片，外表皮黄棕色至棕褐色，切面具放射状文理，味苦的饮片是（   ）
   A. 党参 B. 柴胡
   C. 甘草 D. 黄芪
   E. 姜半夏

102. 处方中，属于辛凉解表药，具有明显解热作用的中药是（   ）
   A. 党参 B. 柴胡
   C. 黄芩 D. 生姜
   E. 甘草

103. 处方中，甘草的主要含量测定成分之一为甘草苷，其结构类型是（   ）
   A. 强心苷 B. 皂苷
   C. 生物碱 D. 多糖
   E. 黄酮

地黄生用和炮制后的功效有所不同。

104. 生地黄的功效是（   ）
   A. 清热、生津、凉血、止血 B. 补血止血
   C. 活血补血 D. 滋阴补血，益精填髓

E. 清热凉血，养阴生津
105. 熟地黄的功效是（　　）
　　A. 滋阴养血，益精填髓　　　　B. 清热凉血，养阴生津
　　C. 活血补血　　　　　　　　　D. 补血止血
　　E. 清热、生津、凉血、止血
106. 鲜地黄的功效是（　　）
　　A. 补血止血　　　　　　　　　B. 清热凉血，养阴生津
　　C. 凉血止血　　　　　　　　　D. 滋阴补血，益精填髓
　　E. 清热、生津、凉血、止血
107. 生地炭的功效是（　　）
　　A. 清热、生津、凉血、止血　　B. 滋阴补血，益精填髓
　　C. 凉血止血　　　　　　　　　D. 补血止血
　　E. 清热凉血，养阴生津

某药厂生产的清开灵注射液，其药物组成包括胆酸、珍珠母（粉）、猪去氧胆酸、栀子、水牛角（粉）、板蓝根、黄芩苷、金银花。附加剂为依地酸二钠、硫代硫酸钠、甘油。具有清热解毒、化瘀通络、醒神开窍作用。

108. 附加剂硫代硫酸钠是用作（　　）
　　A. 抗氧剂　　　　　　　　　　B. 增溶剂
　　C. 抑菌剂　　　　　　　　　　D. pH 调节剂
　　E. 渗透压调节剂
109. 根据中药注射剂生产要求，处方中原料药应固定产地，板蓝根的生产地是（　　）
　　A. 广东　　　　　　　　　　　B. 山西
　　C. 河北　　　　　　　　　　　D. 四川
　　E. 黑龙江
110. 处方中胆酸的化学结构类型属于（　　）
　　A. 二萜　　　　　　　　　　　B. 黄酮
　　C. 蒽醌　　　　　　　　　　　D. 香豆素
　　E. 甾体

四、X型题（多项选择题。共10题，每题1分。每题的备选答案中有2个或2个以上正确，少选或多选均不得分）

111. 五味的不良作用有（　　）
　　A. 甘味能腻膈碍胃　　　　　　B. 大多酸、涩味药能敛邪
　　C. 辛味能耗气伤阴　　　　　　D. 苦味能伤津伐胃
　　E. 淡味能伤阳
112. 中药中有机化合物结构鉴定的常用方法有（　　）

A. 质谱 B. 紫外光谱
C. 红外光谱 D. 核磁共振谱
E. 高效液相色谱

113. 胆汁酸的显色反应有（ ）
    A. Legal 反应 B. Pettenkofer 反应
    C. Keller–Kiliani 反应 D. Gregory Pascoe 反应
    E. Hammarsten 反应

114. 炒黄操作时，炒制程度可从（ ）方面判断。
    A. 对比看 B. 听爆声
    C. 闻香气 D. 看断面
    E. 看硬度

115. 胶剂原料的种类有（ ）
    A. 皮类 B. 骨类
    C. 甲类 D. 油类
    E. 角类

116. 治疗急症宜选用的药物剂型有（ ）
    A. 糊丸 B. 舌下片
    C. 气雾剂 D. 贴膏剂
    E. 注射剂

117. 制备固体分散体常用的水溶性载体材料有（ ）
    A. 醋酸纤维素酞酸酯 B. 聚丙烯树脂类
    C. 聚乙二醇类 D. 聚乙烯吡咯烷酮类
    E. 乙基纤维素

118. 主要化学成分为三萜皂苷的中药有（ ）
    A. 甘草 B. 黄芪
    C. 人参 D. 三七
    E. 合欢皮

119. 《中国药典》规定，中药材及饮片的检查项目有（ ）
    A. 杂质 B. 水分
    C. 灰分 D. 有关物质
    E. 重金属及有害元素

120. 药用部分是动物干燥全体的药材有（ ）
    A. 全蝎 B. 斑蝥
    C. 蜈蚣 D. 鳖甲
    E. 蛤蚧

模拟试卷（二）参考答案及解析

一、A 型题

1.【试题答案】 C

【试题解析】本题考查要点是"归经"。归，即归属，指药物作用的归属；经，即人体的脏腑经络。归经，即药物作用的定位。就是把药物的作用与人体的脏腑经络密切联系起来，以说明药物作用对机体某部分的选择性，从而为临床辨证用药提供依据。因此，本题正确答案为C。

2.【试题答案】 D

【试题解析】本题考查要点是"常用的产地加工方法"。《中国药典》规定的药材产地加工的干燥方法如下：①烘干、晒干、阴干均可的，用"干燥"表示；②不宜用较高温度烘干的，则用"晒干"或"低温干燥"（一般不超过60℃）表示；③烘干、晒干均不适宜的，用"阴干"或"晾干"表示；④少数药材需要短时间干燥，则用"暴晒"或"及时干燥"表示。因此，本题的正确答案为D。

3.【试题答案】 A

【试题解析】本题考查要点是"方剂的组成"。使药意义有二：一是引经药，即引方中诸药直达病所的药物；二是调和药，即调和诸药的作用，使其合力祛邪。使药的药力小于臣药，用量亦轻。因此，本题的正确答案为A。

4.【试题答案】 D

【试题解析】本题考查要点是"胆汁酸的结构特点"。天然胆汁酸是胆烷酸的衍生物，在动物的胆汁中它们通常与甘氨酸或牛磺酸的氨基以酰胺键结合成甘氨胆汁酸或牛磺胆汁酸，并以钠盐形式存在。胆烷酸的结构中有甾体母核，其中 B/C 环稠合皆为反式，C/D 环稠合也多为反式，而 A/B 环稠合有顺反两种异构体形式。母核上的 C-10 位和 C-13 位的角甲基皆为 β-取向，C-17 位上连接的戊酸侧链也是 β-取向，结构中多有羟基存在，羟基结合点往往在 C-3、C-7 和 C-12 位上，羟基的取向既有 α 型也有 β 型。有时在母核上也可见到双键、羰基等基团的存在。甾体母核 A/B 环为顺式稠合时称为正系，若为反式稠合则为别系，如胆酸为正系，别胆酸则为别系。所以，胆汁酸类化合物母核属于甾体化合物。因此，本题的正确答案为D。

5.【试题答案】 E

【试题解析】本题考查要点是"含黄酮类化合物的常用中药"。槐米中的芦丁含量高达23.5%，槐花开放后降至13.0%。A 含黄芪甲苷；B 含柴胡皂苷；C 含姜黄酮；D 含知母皂苷。因此，本题的正确答案为E。

6.【试题答案】 C

【试题解析】本题考查要点是"中药化学成分的分离与精制"。利用酸碱性进行分离：对酸性、碱性或两性有机化合物来说，常可通过加入酸、碱以调节溶液的pH，改变分子的存在状态（游离型或解离型），从而改变溶解度而实现分离。例如，一些生物碱类在用酸性水从药材中提出后，加碱调至碱性即可从水中沉淀析出（酸/碱法）。因此，本题的正确答案为C。

7.【试题答案】 D

【试题解析】本题考查要点是"挥发油"。①挥发油也称精油，是存在于植物体内的一类可随水蒸气蒸发、与水不相混溶的挥发性油状液体。大多具有芳香嗅味，并且有多方面较强的生物活性，为中药所含有的一类中药化学成分；②挥发油具有止咳、平喘、祛痰、消炎、祛风、健胃、解热、镇痛、解痉、杀虫、抗癌、利尿、降压和强心等药理作用；常温下，挥发油大多为无色或淡黄色的透明液体，少数具有其他颜色，如薁类多显蓝色，佛手油显绿色，桂皮油显红棕色。④常温下，可自然挥发，如将挥发油涂在纸上，较长时间放置后，挥发油因挥发而不留痕迹，油脂则留下永久性油迹，据此可区别二者。因此，本题的正确答案为D。

8.【试题答案】 C

【试题解析】本题考查要点是"麻黄碱的理化性质"。麻黄碱和伪麻黄碱为无色结晶，游离麻黄碱含水物熔点为40℃。两者均具有挥发性。所以，选项A的叙述是正确的。由于麻黄碱和伪麻黄碱为有机仲胺衍生物，碱性较强。所以，选项B的叙述是正确的。麻黄碱和伪麻黄碱的分子较小，且属芳烃仲胺生物碱，其溶解性与一般的生物碱不完全相同。所以，选项C的叙述是不正确的。游离的麻黄碱可溶于水，但伪麻黄碱在水中的溶解度较麻黄碱小。所以，选项D的叙述是正确的。麻黄碱和伪麻黄碱也能溶解于三氯甲烷、乙醚、苯及醇类溶剂中。所以，选项E的叙述是正确的。因此，本题的正确答案为C。

9.【试题答案】 C

【试题解析】本题考查要点是"含氰苷类化合物的常用中药"。郁李仁主要化学成分为郁李仁苷A、郁李仁苷B、苦杏仁苷、香草酸、原儿茶酸、熊果酸，以及黄酮类化合物阿福豆苷、山柰苷等，《中国药典》以苦杏仁苷为指标成分进行含量测定，规定苦杏仁苷含量不低于2.0%。因此，本题的正确答案为C。

10.【试题答案】 D

【试题解析】本题考查要点是"全草类中药——紫花地丁"。紫花地丁的性状特征：多皱缩成团，主根长圆锥形，直径1～3mm；淡黄棕色，有细纵皱纹。叶基生，灰绿色，叶片展平后呈披针形或卵状披针形，长1.5～6cm，宽1～2cm；先端钝，基部截形或稍心形，边缘具钝锯齿，两面有毛；叶柄细，长2～6cm，上部具明显狭翅。花茎纤细；花瓣5，紫堇色；花距细管状。蒴果椭圆形或3裂，种子多数，淡棕色。气微，味微苦而稍黏。因此，本题的正确答案为D。

11.【试题答案】 D

【试题解析】本题考查要点是"煎膏剂"。煎膏剂系指饮片用水煎煮，取煎煮液浓缩，加炼蜜或糖（或转化糖）制成的半流体制剂。因此，本题的正确答案为D。

12.【试题答案】 C

【试题解析】本题考查要点是"油脂性基质"。羊毛脂又称无水羊毛脂，为淡黄色黏稠半固体，熔点 36～42℃，因含胆甾醇、异胆甾醇与羟基胆甾醇及其酯而有较大的吸水性，可吸水150%、甘油140%、70%的乙醇40%。由于羊毛脂的组成与皮脂分泌物相近，故可提高药物的渗透性。常与凡士林合用，调节凡士林的渗透性和吸水性。因此，本题的正确答案为C。

13. 【试题答案】 A

【试题解析】本题考查要点是"生物碱的溶解性"。苦参碱的溶解性比较特殊，既可溶于水，又能溶于三氯甲烷、乙醚、苯、二硫化碳等亲脂性溶剂。所以，选项A符合题意。选项B中，氧化苦参碱是苦参碱的N-氧化物，具半极性配位键，其亲水性比苦参碱更强，易溶于水，可溶于三氯甲烷，但难溶于乙醚。选项C中，亲水性生物碱中的酰胺类生物碱：由于酰胺在水中可形成氢键，所以在水中有一定的溶解度，如秋水仙碱、咖啡碱。选项D中，游离小檗碱能缓缓溶解于水中，易溶于热水或热乙醇，在冷乙醇中溶解度不大，难溶于苯、三氯甲烷、丙酮等有机溶剂。醇式或醛式小檗碱为亲脂性成分，可溶于乙醚等亲脂性有机溶剂。选项E中，莨菪碱亲脂性较强，易溶于乙醇、三氯甲烷，可溶于四氯化碳、苯，难溶于水。因此，本题的正确答案为A。

14. 【试题答案】 D

【试题解析】本题考查要点是"理气药"。枳壳、枳实、陈皮、木香具有兴奋子宫平滑肌作用，香附、青皮、乌药、甘松则能抑制子宫平滑肌。因此，本题的正确答案为D。

15. 【试题答案】 E

【试题解析】本题考查要点是"单糖之间连接位置的确定"。确定糖苷中糖的连接位置，可采用将苷全甲基化，然后水解苷键，鉴定所有获得的甲基化单糖，其中游离的-OH部位就是连接位置。水解要尽可能温和，否则会发生去甲基化反应和降解反应。因此，本题的正确答案为E。

16. 【试题答案】 B

【试题解析】本题考查要点是"香豆素的理化性质"。香豆素类及其苷因分子中具有内酯环，在热稀碱溶液中，内酯环可以开环生成顺邻羟基桂皮酸盐，加酸又可重新闭环成为原来的内酯。所以，可利用香豆素类具有内酯环这一特性，采用碱溶酸沉法提取香豆素类化合物。因此，本题的正确答案为B。

17. 【试题答案】 C

【试题解析】本题考查要点是"常用饮片的质量控制"。按炮制方法及各药物的具体性状，一般炮制品的水分含量宜控制在7%～13%。因此，本题的正确答案为C。

18. 【试题答案】 B

【试题解析】本题考查要点是"酒炙黄连"。酒炙黄连能引药上行，缓其寒性，善清头目之火。因此，本题的正确答案为B。

19. 【试题答案】 E

【试题解析】本题考查要点是"吸入气雾剂的吸收与影响因素"。肺泡为吸入气雾剂的主要吸收部位。因此，本题的正确答案为E。

20．【试题答案】　　C

【试题解析】本题考查要点是"土炒"。土炒炮制时，每100kg药物用土粉25～30kg。因此，本题的正确答案是C。

21．【试题答案】　　D

【试题解析】本题考查要点是"合剂的质量要求"。合剂若加蔗糖，除另有规定外，含蔗糖量以g/mL计，含糖量一般不高于20%。因此，本题的正确答案为D。

22．【试题答案】　　E

【试题解析】本题考查要点是"中药药理"。附子中去甲乌药碱兴奋心脏β-受体。因此，本题的正确答案为E。

23．【试题答案】　　D

【试题解析】本题考查要点是"鳖甲的炮制"。①醋鳖甲：取砂，置炒制容器内，用武火加热至滑利状态，容易翻动时，投入大小分档的净鳖甲，炒至外表淡黄色，质酥脆时，取出，筛去砂，趁热投入醋液中稍浸，捞出，干燥，捣碎。②醋鳖甲质变酥脆，易于粉碎及煎出有效成分，并能够矫臭矫味。醋制还能增强药物入肝消积、软坚散结的作用。常用于癥瘕积聚，月经闭停。鳖甲炮制前后蛋白质含量基本接近，但炮制后煎出率显著提高。另外，炮制后Zn、Fe、Se及Ca的含量明显提高。因此，本题的正确答案是D。

24．【试题答案】　　B

【试题解析】本题考查要点是"煨制的辅料"。可以用作煨制辅料的有麦麸、滑石粉、纸、面粉。因此，本题的正确答案是B。

25．【试题答案】　　D

【试题解析】本题考查要点是"中药的真实性鉴定——基原鉴定"。基原鉴定的内容包括：原植（动）物的科名、植（动）物名、拉丁学名、药用部位；矿物药的类、族、矿石名或岩石名。以原植物鉴定为例，其步骤为观察植物形态→核对文献→核对标本。因此，本题的正确答案是D。

26．【试题答案】　　A

【试题解析】本题考查要点是"含生物碱类化合物的常用中药"。乌头生物碱的结构复杂、结构类型多。其重要和含量较高的有乌头碱、次乌头碱和新乌头碱。《中国药典》以三者为指标成分进行定性鉴定和含量测定。由于C14和C8的羟基常和乙酸、苯甲酸结合成酯，故称他们为二萜双酯型生物碱。乌头碱、次乌头碱、新乌头碱等为双酯型生物碱，具有麻辣味，毒性极强，是乌头的主要毒性成分。因此，本题的正确答案为A。

27．【试题答案】　　C

【试题解析】本题考查要点是"表面活性剂的基本性质"。HLB值在15以上的表面活性剂适宜用作增溶剂；HLB值在8～16的表面活性剂适宜用作O/W型乳化剂；HLB值在3～8的表面活性剂适宜用作W/O型乳化剂；HLB值在7～9的表面活性剂适宜用作润湿剂。因此，本题的正确答案是C。

28. 【试题答案】　　B

【试题解析】本题考查要点是"延缓药物水解的方法"。延缓药物水解的方法有：①调节pH值；②改变溶剂；③降低温度；④制成干燥固体。因此，本题的正确答案是B。

29. 【试题答案】　　D

【试题解析】本题考查要点是"常用饮片的炮制方法——炒法"。适宜炒黄的有牛蒡子、芥子、王不留行、莱菔子、苍耳子。因此，本题的正确答案为D。

30. 【试题答案】　　A

【试题解析】本题考查要点是"生物半衰期"。生物半衰期是指体内药量或血药浓度消除一半所需要的时间。因此，本题的正确答案是A。

31. 【试题答案】　　A

【试题解析】本题考查要点是"活血化瘀药的药理作用"。活血化瘀药的药理作用有：①改善血液流变学、抗血栓；②改善微循环；③改善血流动力学。因此，本题的正确答案是A。

32. 【试题答案】　　E

【试题解析】本题考查要点是"南沙参的性状鉴别"。南沙参体轻，质松泡，易折断，断面不平坦，黄白色，多裂隙。气微，味微甘。因此，本题的正确答案为E。

33. 【试题答案】　　A

【试题解析】本题考查要点是"眼用制剂生产与贮藏的有关规定"。眼用制剂应避光密封贮存，在启用后最多可使用4周。因此，本题的正确答案为A。

34. 【试题答案】　　D

【试题解析】本题考查要点是"常用花类中药——丁香的性状鉴别"。丁香药材性状：略呈研棒状，长1~2cm。花冠圆球形，直径0.3~0.5cm，花瓣4，覆瓦状抱合，棕褐色至褐黄色，花瓣内为雄蕊和花柱，搓碎后可见众多黄色细粒状的花药。萼筒圆柱形，略扁，有的稍弯曲，长0.7~1.4cm，直径0.3~0.6cm，红棕色或棕褐色，上部有4枚三角状的萼片，十字状分开。质坚实，富油性。气芳香浓烈，味辛辣、有麻舌感。因此，本题的正确答案为D。

35. 【试题答案】　　E

【试题解析】本题考查要点是"果实类中药的药用部位"。果实类中药的药用部位通常是采用完全成熟或将近成熟的果实，少数为幼果，如枳实。多数采用完整的果实，如枸杞子；有的采用果实的一部分或部分果皮或全部果皮，如陈皮、大腹皮等。也有采用带有部分果皮的果柄，如甜瓜蒂。或果实上的宿萼，如柿蒂。甚至仅采用中果皮部分的维管束组织，如橘络、丝瓜络。有的采用整个果穗，如桑椹。因此，本题的正确答案为E。

36. 【试题答案】　　C

【试题解析】本题考查要点是"常用果实及种子类中药——小茴香的性状鉴别"。小茴香药材为双悬果，呈圆柱形，有的稍弯曲，长4～8mm，直径1.5～2.5mm。表面黄绿色或淡黄色，两端略尖，顶端残留有黄棕色突起的柱基，基部有时有细小的果梗。分果呈长椭圆形，背面有纵棱5条，接合面平坦而较宽。有特异香气，味微甜、辛。因此，本题的正确答案为C。

37. 【试题答案】 A

【试题解析】本题考查要点是"中药的真实性鉴定"。传统的经验鉴别术语形象生动，易懂好记，如党参根顶端具有的瘤状茎残基术语称"狮子头"，防风的根头部具有的横环纹习称"蚯蚓头"，海马的外形鉴定术语称"马头蛇尾瓦楞身"等。因此，本题的正确答案为A。

38. 【试题答案】 A

【试题解析】本题考查要点是"褐藻贮存的养分"。绿藻多数生活在淡水中，极少数生活在海水中。植物体呈蓝绿色。贮存的养分主要是淀粉，其次是油类。药用的绿藻有石莼及孔石莼等。红藻绝大多数生长在海水中。植物体多数呈红色至紫色。贮存的养分通常为红藻淀粉，有的为可溶性红藻糖。药用的红藻有鹧鸪菜、海人草等。褐藻是藻类中比较高级的一大类群，绝大多数生活在海水中。植物体常呈褐色。贮存的养分主要是可溶性的褐藻淀粉、甘露醇和褐藻胶，细胞中常含碘，如海带中含碘量高达0.34%。药用的褐藻有海藻、昆布等。因此，本题的正确答案为A。

39. 【试题答案】 B

【试题解析】本题考查要点是"常用动物类中药——石决明的来源"。石决明为软体动物门鲍科动物杂色鲍、皱纹盘鲍、羊鲍、澳洲鲍、耳鲍或白鲍的贝壳。因此，本题的正确答案为B。

40. 【试题答案】 B

【试题解析】本题考查要点是"常用花类中药——槐花的采收加工"。槐花在夏季花开放或花蕾形成时采收，及时干燥，除去枝、梗及杂质。因此，本题的正确答案为B。

二、B 型题

41～43. 【试题答案】 B、C、E

【试题解析】本组题考查要点是"古代中药鉴定知识与本草"。①《神农本草经》为我国已知最早的药物学专著。②《诗经》是我国第一部诗歌总集，其中记载有葛、苓、芍药、蒿、芩等50多种药用植物的产地、采集、性状等知识。③《本草纲目》是明代对药学贡献最大的本草著作。李时珍参阅了经史百家著作和历代本草800多种，历经27年，编写成52卷，约200万字，载药1892种的巨著《本草纲目》。其中新增药物374种，附药图1109幅，附方有11096条。这部著作是我国16世纪以前医药成就的大总结。本书以药物自然属性作为分类基础，每药标名为纲，列事为目，名称统一，结构严谨，为自然分类的先驱。

44～47. 【试题答案】 B、A、D、C

【试题解析】本组题考查要点是"植物药的采收原则"。①果实种子类：多在自然成熟或将近成熟时采收。少数采收幼果，如枳实、青皮等。种子类药材需在果实成熟时采收。②根及根茎类：一般在秋、冬季节植物地上部分将枯萎时及春初发芽前或刚露苗时采收，此时根或根茎中贮藏的营养物质最为丰富，通常含有效成分和产量均比较高。③花类：多在含苞待放时采收，如金银花、辛夷、丁香、槐米等；在花初开时采收的如红花、洋金花等；在花盛开时采收的如菊花、番红花等。对花期较长、花朵陆续开放的植物，应分批采摘，以保证质量。一般不宜在花完全盛开后采收，开放过久几近衰败的花朵，不仅会影响药材的颜色、气味，而且有效成分的含量也会显著减少。④叶类：多在植物光合作用旺盛期，叶片繁茂，颜色青绿，开花前或果实未成熟前采收，此时往往有效成分含量和产量均高。

48～49.【试题答案】 D、C

【试题解析】本组题考查要点是"常用动物类中药的形状"。①呈扁平卵形，先端较狭，后端较宽，背部紫褐色，有光泽，无翅的药材是为土鳖虫。②头胸部与前腹部成扁平长椭圆形，后腹部呈尾状，末节有锐钩状毒刺的药材为全蝎。

50～51.【试题答案】 A、D

【试题解析】本组题考查要点是"糖及其分类"。①木糖为五碳醛糖。②洋地黄毒苷为2,6-去氧糖。

52～54.【试题答案】 B、A、E

【试题解析】本组题考查要点是"含氰苷类化合物常用中药和含醌类化合物常用中药"。①何首乌为常用中药，具有补肝肾、益精血、乌须发、强筋骨之功效。何首乌中的蒽醌类成分具有降血脂、抗动脉粥样硬化、抗菌、润肠通便等药理作用；还可抗肿瘤即提高免疫功能；抗衰老即促进学习记忆力的作用。②桃仁中的主要化学成分是脂溶性物质、蛋白质、甾醇及其糖苷类、黄酮类、酚酸类等，其中脂溶性成分占桃仁干质量的50%，蛋白质占2%；桃仁含有氰苷化合物，其中苦杏仁苷的量为1.5%～3.0%，《中国药典》以苦杏仁苷为指标陈芬进行含量测定，规定苦杏仁苷含量不低于2.0%。③郁李仁为蔷薇科植物欧李、郁李或长柄扁桃的干燥成熟种子。郁李仁的主要化学成分为郁李仁苷A、郁李仁苷B、苦杏仁苷、香草酸、原儿茶酸、熊果酸，以及黄酮类化合物阿福豆苷、山柰苷等，《中国药典》以苦杏仁为指标成分进行含量测定，规定苦杏仁含量不低于2.0%。④芦荟的主要成分有芦荟大黄酸、大黄酸、大黄素、大黄素甲醚等。大黄酸具有抑菌、抗病毒作用，大黄素、芦荟大黄素有抗肿瘤的作用，芦荟酸和芦荟泻素的药用价值为健胃和通便，芦荟毒素具有抗癌、抗病毒、抗菌的作用。⑤决明子含决明素、决明内酯、大黄酚、大黄素、大黄酸、大黄素蒽酮等，对视神经有良好的保护作用，常用于治疗白内障、视网膜炎、视神经萎缩、青光眼、眼结膜炎等疾病。决明子具有抑制葡萄球菌生长、收缩子宫、降压、降血清胆固醇的功效。

55～58.【试题答案】 D、C、E、A

【试题解析】本组题考查要点是"生物碱的理化性质"。①喜树碱不溶于一般有机溶剂，而溶于酸性三氯甲烷等。②石蒜碱难溶于有机溶剂，而溶于水。③氧化苦参碱为含N-氧化结构的生物碱，这类生物碱具有配位键结构，可溶于水。④麻黄碱为小分子生物碱，少数分子较小而碱性较强的生物碱，即可溶于水，也可溶于三氯甲烷。⑤槟榔次碱为具有羟基的生物碱，这类见可溶于碳酸氢钠溶液。

59~60.【试题答案】 E、B

【试题解析】本组题考查要点是"黄酮类化合物的性状"。一般情况下，黄酮、黄酮醇及其苷类多显灰黄色至黄色；查耳酮为黄色至橙黄色；而二氢黄酮、二氢黄酮醇、异黄酮类因不具有交叉共轭体系或共轭链较短，故不显色（二氢黄酮及二氢黄酮醇）或显浅黄色（异黄酮）。

61~63.【试题答案】 C、A、D

【试题解析】本组题考查要点是"片剂的辅料"。①淀粉浆为片剂最常用的黏合剂。②硬脂酸镁用作润滑剂。③碳酸氢钠用作崩解剂。

64~66.【试题答案】 A、C、A

【试题解析】本组题考查要点是"黄酮类化合物的显色反应"。①在黄酮类化合物中，$NaBH_4$对二氢黄酮类化合物专属性较高，可与二氢黄酮类化合物反应产生红色至紫色。其他黄酮类化合物均不显色，可与之区别。②锆盐多用2%二氯氧化锆甲醇溶液。黄酮类化合物分子中有游离的3-或5-羟基存在时，均可与该试剂反应生成黄色的锆络合物。③镁盐常用乙酸镁甲醇溶液为显色剂，本反应可在纸上进行。试验时在滤纸上滴加一滴供试液，喷以乙酸镁的甲醇溶液，加热干燥，在紫外光灯下观察。二氢黄酮、二氢黄酮醇类可显天蓝色荧光，若具有C_5-OH，色泽更为明显。而黄酮、黄酮醇及异黄酮类等则显黄色至橙黄色乃至褐色。

67~68.【试题答案】 C、B

【试题解析】本组题考查要点是"常用饮片的质量控制"。国家中医药管理局《中药饮片质量标准通则（试行）》的通知中规定果实种子类、全草类、树脂类含药屑、杂质不得过3%；根类、皮类、动物类、矿物类即菌藻类含药屑、杂质不得超过2%。炒制品中的炒黄品、米炒品等含药屑、杂质不得超过1%；炒焦品、麸制品等含药屑、杂质不得超过2%；炒炭品、土炒品等含药屑、杂质不得超过3%。

69~71.【试题答案】 E、C、B

【试题解析】本组题考查要点是"五味所示效用及临床应用"。①辛味：能行、能散，有发散、行气、活血作用。②甘味：能补、能缓、能和，有补虚、和中、缓急、调和药性等作用。③苦味：能泄、能燥、能坚。

72~73.【试题答案】 A、C

【试题解析】本组题考查要点是"常用饮片的炮制方法——蒸、煮、复制、发酵、发芽的注意事项"。

（1）复制的注意事项：本法操作复杂，辅料品种较多，炮制一般需较长时间，故应注意：①时间可选择在春、秋季。②地点应选择在阴凉处，避免暴晒，以免腐烂并可加入适量明矾防腐。③如要加热处理，火力要均匀，水量要多。

（2）发酵的注意事项：发酵制品以曲块表面酶衣黄白色，内部有斑点为佳，同时应有酵香香味。不应出现黑色、霉味即酸败味。故应注意：①原料在发酵前应进行杀菌、杀虫处理，以免菌感染，影响发酵质量。②发酵过程须一次完成，不中断，不停顿。③温度和湿度对发酵的速度影响很大，湿度过低或过分干燥，发酵速度慢甚至不能发酵，而温度过高则能杀死霉菌，不能发酵。

(3) 发芽注意事项：发芽温度一般以 18～25℃ 为宜，浸渍后含水量控制在 42%～45% 为宜。②种子的浸泡时间应依气候、环境而定，一般春、秋季宜浸泡 4～6 小时，冬季 8 小时，夏季 4 小时。③选用新鲜成熟的种子或果实，在发芽前应先测定发芽率，要求发芽率在 85% 以上。④适当避光，选择有充足氧气、通风良好的场地或容器进行发芽。⑤发芽时先长须根而后生芽，不能把须根误认为是芽。以芽长至 0.2～1cm 为标准，要勤加检查、淋水，以保持所需湿度，并防止发热霉烂。

(4) 蒸制的注意事项：①须用液体辅料拌蒸的药物应待辅料药物被吸进后再蒸制。②蒸制时一般先用武火加热，待"圆气"（即水蒸气充满整个蒸制容器并从锅盖周围大量溢出）后改为文火，保持锅内有足够的蒸汽即可。但在非密闭容器中酒蒸时，从开始到结束要已知用文火蒸制，防止酒很快挥发，达不到酒蒸的目的。③蒸制时要注意火候，若时间太短则达不到蒸制的目的；若时间太久则影响药效，有的药物可能"上水"，致使水分过大，难于干燥。④需长时间蒸制的药物，应不断添加开水，以免蒸汽中断，特别注意不要将水蒸煮干，影响药物质量。需日夜连续蒸制者应由专人值班，以保安全。⑤加辅料蒸制完毕后，若容器内有剩余的液体辅料（蒸液），应拌入药物后进行干燥。

(5) 煮制的注意事项：①大小分档。药材大小不同，对煮制时间要求不同，为了保证产品质量一致，在炮制前应先对药材进行分档。②加水量适当。加水量的多少根据要求而定。③火力适当。先用武火煮至沸腾，再改用文火，保持微沸，否则水迅速蒸发，不易向药物组织内部渗透。煮制中途需加水时，应加沸水。④及时干燥或切片。

74～75.【试题答案】　B、D

【试题解析】本组题考查要点是"水分测定法"。《中国药典》规定水分测定法有五种第一法（费休法）包括容量滴定法和库仑滴定法。第二法（烘干法）适用于不含和少挥发性成分的药品，如三七、广枣等。第三法（减压干燥法）适用于含挥发性成分发的贵重药品，如厚朴花、蜂胶等。第四法（甲苯法）适用于含挥发性成分的药品，如肉桂、肉豆蔻、砂仁等。第五法（气相色谱法），如辛夷。

76～78.【试题答案】　C、D、C

【试题解析】本组题考查要点是"含生物碱类化合物的常用中药"。洋金花主要化学成分为莨菪烷类生物碱，是由莨菪醇类和芳香族有机酸结合生成的一元酯类化合物。主要有莨菪碱（阿托品）、山莨菪碱、东莨菪碱、樟柳碱和去甲莨菪碱。《中国药典》以硫酸阿托品、氢溴酸东莨菪碱为指标成分进行鉴别和含量测定。生物碱是山豆根的主要活性成分，其生物碱大多属于喹喏里西啶类。其中以苦参碱和氧化苦参碱为主，《中国药典》以苦参碱和氧化苦参碱为指标成分进行鉴别和含量测定。

79～82.【试题答案】　B、A、C、D

【试题解析】本组题考查要点是"药物加入基质的一般方法"。药物加入基质的一般方法如下：①不溶性固体药物：制成细粉、极细粉或微粉，与少量甘油、蜡等研匀后，再逐渐递加其余基质研匀；或将药物细粉加入熔融的基质中，不断搅拌直至冷凝。②植物油提取饮片：根据饮片性质以植物油为溶剂加热提取，去渣后再与其他基质混匀；或用油与基质的混合液共同加热提取，去渣后冷凝，即得。③可溶性药物：水溶性药物与水溶性基质混合时，可将药物水溶液直接加入基质中；与油脂性基质混合时，药物一般应先用少量水溶解，以羊毛脂吸收后，再与其余基质混匀。④中药浸出物：中药煎剂、流浸膏等，可先浓缩至稠膏状，再与基质混合。⑤共熔成分：如樟脑、薄荷脑、麝香草酚等并存时，可先将其研磨共熔后，再与冷至40℃左右的基质混匀。⑥挥发性药物或热敏性药物：待基质降温至40℃左右，再与其混合均匀。

83~85.【试题答案】　A、C、B

【试题解析】本组题考查要点是"茶剂的分类"。茶剂系指将饮片或提取物（液）与茶叶或其他辅料混合制成的内服制剂，可分为块状茶剂、袋装茶剂和煎煮茶剂。袋装茶剂系指将茶叶、饮片粗粉或部分饮片粗粉吸取药材提取液经干燥后，装入袋的茶剂，其中装入饮用茶袋的又称袋泡茶剂。块状茶剂可分不含糖块状茶剂和含糖块状茶剂。不含糖块状茶剂系指将饮片粗粉、碎片与茶叶或适宜的黏合剂压制成块状的茶剂；含糖块状茶剂系指将饮片提取物、饮片细粉与蔗糖等辅料压制成块的茶剂。

86~88.【试题答案】　A、B、C

【试题解析】本组题考查要点是"药物的吸收"。胃液的pH值约1.0，有利于弱酸性药物的吸收，凡是影响胃液pH值的因素均影响弱酸性药物的吸收。小肠部位肠液的pH值通常为5~7，有利于弱碱性药物的吸收，大肠黏膜部位肠液的pH值通常为8.3~8.4。胃排空速率慢，有利于弱酸性药物在胃中的吸收。但小肠是大多数药物吸收的主要部位，因此，胃排空速率快，有利于多数药物吸收。

89~90.【试题答案】　A、C

【试题解析】本组题考查要点是"各种中药的药理作用——解表药、清热药"。①清热药的药理作用有：发汗、解热、抗炎、镇痛、抗病原微生物、调节免疫。②清热药的药理作用有：抗病原体、解热、抗炎、抗病毒、抗肿瘤、调节免疫。

91~92.【试题答案】　C、A

【试题解析】本组题考查要点是"根及根茎类中药——川贝母"。①直径0.5~2.5cm，表面类白色或浅棕黄色，相对抱合，顶端开裂而略尖，基部稍尖或较钝为炉贝的性状特征。②直径0.3~0.9cm，表面类白色，外层鳞叶2瓣，大小悬殊，习称"怀中抱月"，为松贝的性状特征。

93~94.【试题答案】　C、B

【试题解析】本组题考查要点是"常用根及根茎类中药的性状鉴别"。①牛膝药材呈细长圆柱形，挺直或稍弯曲，长15~70cm，直径0.4~1cm。表面灰黄色或淡棕色，有微扭曲的细纵皱纹、排列稀疏的侧根痕和横长皮孔样突起。质硬脆，易折断，受潮后变软，断面平坦，淡棕色，略呈角质样而油润，中心维管束木质部较大，黄白色，其外周散有多数黄白色点状维管束，断续排列成2~4轮。气微，味微甜而稍苦涩。②何首乌药材呈团块状或不规则纺锤形，长6~15cm，直径4~12cm。表面红棕色或红褐色，皱缩不平，有浅沟，并有横长皮孔样突起及细根痕。体重，质坚实，不易折断，切断面浅黄棕色或浅红棕色，显粉性，皮部有4~11个类圆形异型维管束环列，形成云锦状花纹，中央木部较大，有的呈木心。气微，味微苦而甘涩。

95~97.【试题答案】 C、D、E

【试题解析】本组题考查要点是"固体辅料及其作用"。稻米味甘，性平。能补中益气，健脾和胃，除烦止渴，止泻痢。灶心土味辛，性温。能温中和胃，止血，止呕，涩肠止泻等。蛤粉味咸，性寒。能清热，利湿，化痰，软坚。

98~100.【试题答案】 A、E、D

【试题解析】本组题考查要点是"常用果实及种子类中药的产地"。①木瓜主产于安徽、湖北、四川、浙江等省。以安徽宣城的宣木瓜质量最好。②枳壳主产于江西、四川、湖北、贵州等省。多系栽培。以江西清江、新干最为闻名，商品习称"江枳壳"，量大质优。③阳春砂主产于广东省，以阳春、阳江最有名。广西地区亦产，多为栽培。绿壳砂主产于云南南部临沧、文山、景洪等地。海南砂主产于海南省。

三、C型题

101.【试题答案】 D

【试题解析】本题考查要点是"黄芩的性状特征"。黄芩的性状特征：为圆形或圆形斜片，直径1~3.5cm。外表皮淡棕黄色或黄褐色，具不规则纵皱。切面皮部黄白色，木部淡黄色，显放射状纹理及裂隙。俗称"金井玉栏"。质硬略韧。断面纤维性。气微，味微甜，有豆腥气。因此，本题的正确答案为D。

102.【试题答案】 B

【试题解析】本题考查要点是"各类中药的主要药理作用"。解表药可使发热动物模型体温降低，其中辛凉解表药的解热作用强于辛温解表药。单味中药以柴胡为显著。因此，本题的正确答案为B。

103.【试题答案】 B

【试题解析】本题考查要点是"含三萜皂苷类化合物的常用中药"。甘草苷结构类型属于皂苷。因此，本题的正确答案为B。

104.【试题答案】 E

【试题解析】本题考查要点是"地黄的炮制作用"。生地黄为清热凉血之品，具有清热凉血，养阴生津的作用。因此，本题的正确答案是E。

105.【试题答案】 A

【试题解析】本题考查要点是"地黄的炮制作用"。熟地黄具有补血滋阴，益精填髓的功能。因此，本题的正确答案是A。

106.【试题答案】 E

【试题解析】本题考查要点是"地黄的炮制作用"。鲜地黄具有清热生津、凉血、止血的功能。因此，本题的正确答案是E。

107.【试题答案】 C

【试题解析】本题考查要点是"地黄的炮制作用"。生地炭入血分凉血止血,用于吐血、衄血、尿血、便血、崩漏等。因此,本题的正确答案是C。

108.【试题答案】 A

【试题解析】本题考查要点是"注射剂的附加剂"。注射剂的抗氧化剂常用的有抗坏血酸、亚硫酸氢钠、焦亚硫酸钠、硫代硫酸钠等。因此,本题的正确答案为A。

109.【试题答案】 C

【试题解析】本题考查要点是"道地药材"。板蓝根主产于河北、江苏、河南、安徽。因此,本题的正确答案为C。

110.【试题答案】 E

【试题解析】本题考查要点是"含胆汁酸类成分的常用动物药"。天然胆汁酸是胆烷酸的衍生物,胆烷酸的结构中有甾体母核。因此,本题的正确答案为E。

四、X型题

111.【试题答案】 ABCD

【试题解析】本题考查要点是"五味的效用"。①辛味药大多能耗气伤阴,气虚阴亏者慎用。②甘味药大多能腻膈碍胃,令人中满,凡湿阻、食积、中满气滞者慎用。③酸味药大多能收敛邪气,凡邪未尽之证均当慎用。④苦味药大多能伤津、伐胃,津液大伤及脾胃虚弱者不宜大量用。⑤涩味药大多能敛邪,邪气未尽者慎用。淡味药过用,亦能伤津液,阴虚津亏者慎用。因此,本题的正确答案是ABCD。

112.【试题答案】 ABCD

【试题解析】本题考查要点是"中药中有机化合物结构鉴定的常用方法"。中药中有机化合物结构鉴定的常用方法有质谱、红外光谱、核磁共振谱、紫外－可见光吸收光谱。因此,本题的正确答案为ABCD。

113.【试题答案】 BDE

【试题解析】本题考查要点是"胆汁酸的鉴别"。胆汁酸的显色反应有:①Pettenkofer反应:是根据蔗糖在浓硫酸作用下生成羟甲基糠醛,后者与胆汁酸缩合生成紫色物质的原理而进行的,所有的胆汁酸皆呈阳性反应。②Gregory Paseoe反应:取1mL胆汁加6mL 45%硫酸及1mL 0.3%糠醛,密塞振摇后在65℃水浴中放置30分钟,溶液显蓝色。③Hammarsten反应:用20%的铬酸溶液溶解少量样品,温热,胆酸显紫色,鹅去氧胆酸不显色。④甾体母核的显色反应,亦适用于胆汁酸的鉴别。因此,本题的正确答案为BDE。

114.【试题答案】 ABCD

【试题解析】本题考查要点是"炒黄"。炒黄的操作虽然简单,但炒制程度却难判定,因为很多药物表面就是黑色、黄色或灰色的,根据经验可以从以下几个方面判定。①对比看:炒制时可以留少许生品,一边炒,一边与生品比较,颜色加深即可。②听爆声:很多种子类药材，在炒制时都有爆鸣声，一般在爆鸣声减弱时即已达到炒制程度，不要等到爆鸣声消失。③闻香气：种子类药材炒制过程中一般都有固有的香气逸出，所以闻到香气时，即达到了炒制程度。④看断面：当看表面和听爆鸣声仍难以判定时，可以看种子的断面。断面呈淡黄色时即达到了炒制程度。该条是判定标准中最关键的一条，可以说炒黄的程度体现，在多数情况下就是断面的颜色。因此，本题的正确答案为ABCDE。

115. 【试题答案】 ABCE

【试题解析】本题考查要点是"胶剂原料的种类"。①皮类：驴皮是熬制阿胶的原料，以张大毛黑、质地肥厚、无病害者为优。②骨类：以骨骼粗壮、质地坚实、质润色黄之新品为佳。③甲类：板大质厚、颜色鲜明、未经水煮者为佳。④角类：以质重、坚硬、有光泽、角尖对光照呈粉红色的砍角为佳。因此，本题的正确答案是ABCE。

116. 【试题答案】 BCE

【试题解析】本题考查要点是"药物剂型的选择"。根据临床治疗需要：①急性疾病：注射剂、气雾剂、舌下片、滴丸。②慢性疾病：丸剂、片剂。③皮肤病：软膏、涂膜剂、搽剂、洗剂。④腔道疾病：栓剂、灌肠。不同给药方式药物的起效时间快慢为：静脉注射＞吸入给药＞肌内注射＞皮下注射＞直肠或舌下给药＞口服液体制剂＞口服固体制剂＞皮肤给药。因此，本题的正确答案为BCE。

117. 【试题答案】 CD

【试题解析】本题考查要点是"固体分散体的常用载体"。制备固体分散体常用的载体材料有水溶性、难溶性和肠溶性三种。①水溶性载体材料：高分子聚合物（如聚乙二醇类、聚乙烯吡咯烷酮类）、表面活性剂、有机酸及糖类（如山梨醇、蔗糖）等。②难溶性载体材料：纤维素（如乙基纤维素）、聚丙烯树脂类等。③肠溶性载体材料：纤维素类（如醋酸纤维素酞酸酯）、聚丙烯树脂类（如Ⅱ号、Ⅲ号丙烯酸树脂）等。因此，本题的正确答案是CD。

118. 【试题答案】 ABCDE

【试题解析】本题考查要点是"含三萜皂苷类化合物的常用中药"。含三萜皂苷类化合物的常用中药有人参、三七、甘草、黄芪、合欢皮、商陆、柴胡。因此，本题的正确答案为ABCDE。

119. 【试题答案】 ABCE

【试题解析】本题考查要点是"中药鉴定的内容及方法"。中药及饮片的检查项目有杂质、水分、灰分、毒性成分、重金属及有害元素、二氧化硫残留、农药残留、黄曲霉毒素。因此，本题的正确答案为ABCE。

120. 【试题答案】 ABCD

【试题解析】本题考查要点是"常用动物类中药的加工"。①全蝎为节肢动物门蛛形纲钳蝎科动物东亚钳蝎的干燥体，春末至秋初捕捉，除去泥沙，置沸水或沸盐水中，煮至全身僵硬，捞出，置通风处，阴干，所以全蝎的药用部分是全蝎的干燥全体。②斑蝥为节肢动物门昆虫纲芫青科昆虫南方大斑蝥或黄黑小斑蝥的干燥体，夏、秋季清晨露水未干时捕捉，闷死或烫死，晒干，所以斑蝥的药用部分是斑蝥的干燥全体。③蜈蚣为节肢动物门多足纲蜈蚣科动物少棘巨蜈蚣的干燥体，所以蜈蚣的药用部分是蜈蚣的干燥全体。④鳖甲为脊索动物门爬行纲鳖科动物鳖的背甲，所以鳖甲的药用部分是鳖甲的干燥全体。⑤蛤蚧为脊索动物门爬行纲壁虎科动物蛤蚧除去内脏的干燥体，所以蛤蚧的药用部分不是蛤蚧的干燥全体。因此，本题的正确答案为 ABCD。

中药学专业知识（一）

临考冲刺模拟试卷（三）

一、**A 型题**（最佳选择题。共 40 题，每题 1 分。每题的备选答案中只有一个最佳答案）。

1. 初步奠定中药性能理论的是（　　）
   A. 《新修本草》　　　　　　　　B. 《本草纲目》
   C. 《经史证类备急本草》　　　　D. 《神农本草经》
   E. 《本草经集注》

2. 莪术药材的适宜采收期是（　　）
   A. 秋冬季地上部分枯萎后　　　　B. 春末夏初时节
   C. 植物光合作用旺盛期　　　　　D. 花完全盛开时
   E. 花瓣由黄变红时

3. 主要成分是苦参碱和氧化苦参碱的药材是（　　）
   A. 黄连　　　　　　　　　　　　B. 防己
   C. 马钱子　　　　　　　　　　　D. 天仙子
   E. 山豆根

4. 可用于锑剂中毒引起的严重心律失常的药物是（　　）
   A. 马钱子　　　　　　　　　　　B. 天仙子
   C. 千里光　　　　　　　　　　　D. 雷公藤
   E. 洋金花

5. 丹参中的脂溶性有效成分是（　　）
   A. 丹参素　　　　　　　　　　　B. 丹参酸甲
   C. 原儿茶酸　　　　　　　　　　D. 原儿茶醛
   E. 丹参酮ⅡA

6. 因保存或炮制不当，有效成分水解、氧化，变为绿色的药材是（　　）
   A. 黄芩　　　　　　　　　　　　B. 黄连
   C. 姜黄　　　　　　　　　　　　D. 黄柏
   E. 黄芪

7. 龙胆苦苷的结构是（　　）
   A. 皂苷　　　　　　　　　　　　B. 黄酮苷
   C. 二萜苷　　　　　　　　　　　D. 环烯醚萜苷
   E. 强心苷

8. 降低天南星毒性的炮制方法是（　　）

A. 炒 B. 炙
   C. 煅 D. 提净
   E. 复制

9. 泻下作用极微，并有凉血化瘀止血的饮片是（ ）
   A. 生大黄 B. 熟大黄
   C. 大黄炭 D. 酒大黄
   E. 醋大黄

10. 蓝黑墨水的制造是利用鞣质与（ ）作用而呈色。
    A. 蛋白质 B. 生物碱
    C. 铁氰化钾 D. 石灰水
    E. 三氯化铁

11. 生物碱沉淀反应宜在（ ）中进行。
    A. 酸性水溶液 B. 95%乙醇溶液
    C. 氯仿 D. 碱性水溶液
    E. 碱性醇溶液

12. 醋炙柴胡的目的是（ ）
    A. 助其发散，增强解表作用 B. 助其升浮，增强升阳作用
    C. 助其升散，增强疏肝作用 D. 抑制浮阳，增强清肝作用
    E. 引药入肝，增强滋阴作用

13. 下列黄酮中无色的是（ ）
    A. 黄酮醇 B. 查耳酮
    C. 二氢黄酮醇 D. 异黄酮
    E. 花色素

14. 氯化锶反应适用于结构中具有（ ）的黄酮。
    A. 羟基 B. 邻二羟基
    C. 亚甲二氧基 D. 甲氧基
    E. 内酯结构

15. 根顶端具有多数瘤状茎残基，习称"狮子头"的药材是（ ）
    A. 人参 B. 丹参
    C. 党参 D. 桔梗
    E. 白术

16. 与盐酸-镁粉呈红色至紫红色反应的化合物为（ ）
    A. 橙酮 B. 黄酮醇、黄酮、二氢黄酮
    C. 香豆素 D. 查耳酮
    E. 异黄酮

17. 确定苷键构型，可采用（ ）
    A. 乙酰解反应 B. 分子旋光差（Klyne法）

C. 弱酸水解 D. 碱水解
E. 强酸水解

18. 十二烷基磺酸钠在明胶空心胶囊中用作( )
    A. 增光剂 B. 遮光剂
    C. 着色剂 D. 防腐剂
    E. 矫味剂

19. 按照《中国药典》微粒制剂指导原则靶向制剂的分类，二级靶向制剂可使药物定向作用于( )
    A. 靶器官 B. 靶组织
    C. 靶细胞 D. 靶细胞器
    E. 靶细胞核

20. 除另有规定外，口服制剂标签上应注明"用前摇匀"的是( )
    A. 溶液剂 B. 混悬剂
    C. 乳剂 D. 糖浆剂
    E. 合剂

21. 麸炒枳壳片的表面颜色为( )
    A. 黄色 B. 深黄色
    C. 淡黄色 D. 老黄色
    E. 淡黄绿色

22. 同一种制剂制成的口服制剂，药物吸收速度最快的剂型是( )
    A. 散剂 B. 片剂
    C. 胶囊剂 D. 溶液剂
    E. 混悬剂

23. 最早提出并强调应根据药物性质选择剂型的中医药著作为( )
    A.《新修本草》 B.《本草经集注》
    C.《伤寒论》 D.《神农本草经》
    E.《黄帝内经》

24. 药用部位为干燥根茎和叶柄基的药材是( )
    A. 白及 B. 虎杖
    C. 威灵仙 D. 石菖蒲
    E. 绵马贯众

25. 关于注射用水的说法，错误的是( )
    A. 为纯水经蒸馏所得的水
    B. 用作配制注射剂的溶剂
    C. 用作配制滴眼剂的溶剂
    D. 用作注射容器的清洗
    E. 用作注射用无菌粉末的溶剂

26. 乳剂中分散相乳滴合并，而且与连续相分离成不相混溶的两层液体的现象称为（   ）
    A. 絮凝   B. 酸败
    C. 破裂   D. 分层
    E. 转相

27. 下列指标，（   ）是"中蜜"的炼制标准。
    A. 蜜温105~115℃，含水量17%~20%，相对密度1.35
    B. 蜜温114~1160C，含水量18%，相对密度1.35
    C. 蜜温116~118℃，含水量14%~16%，相对密度1.37
    D. 蜜温119~122℃，含水量10%，相对密度1.40
    E. 蜜温116~118℃，含水量17%~20%，相对密度1.35

28. 下列可做膜剂填充剂的是（   ）
    A. 硬脂酸镁与滑石粉   B. 软肥皂、甘油、90%乙醇溶液（1:1:5）
    C. 聚乙二醇400   D. 碳酸钙
    E. 羧甲基纤维素钠

29. 制成颗粒后再压片是为了改善药物的（   ）
    A. 可压性和流动性   B. 崩解性和溶出性
    C. 防潮性和稳定性   D. 润滑性和抗黏着性
    E. 流动性和崩解性

30. 酸味药主要分布于（   ）
    A. 清热药、泻下药中   B. 化痰药和温肾壮阳药中
    C. 解表药、祛风湿药中   D. 收涩药和止血药中
    E. 补虚药和安神药中

31. 下列制剂中，需要检查金属性异物的剂型是（   ）
    A. 滴眼剂   B. 洗眼剂
    C. 眼膏剂   D. 眼丸剂
    E. 眼膜剂

32. 体现相畏配伍的是（   ）
    A. 大黄与芒硝   B. 附子与甘草
    C. 黄连与木香   D. 丁香与郁金
    E. 海藻与甘草

33. 根呈圆柱形，略扭曲，长10~20cm，直径0.2~0.5cm，上部多有显著的横皱纹，下部较细，有纵皱纹及支根痕，味甚苦的药材是（   ）
    A. 泽泻   B. 板蓝根
    C. 龙胆   D. 南沙参
    E. 防风

34. 下列哪项不是槲寄生的性状特征（   ）
    A. 茎枝呈圆柱形，2~5叉状分枝长约30cm，直径0.3~1cm
    B. 表面黄绿色、金黄色或黄棕色，有纵皱纹

C. 节膨大，节上有分枝或枝痕
D. 体轻，质脆，易折断，断面不平坦，皮部黄色，木部色较浅，有放射性纹理
E. 气微，味微甜

35. 含鞣酸的药物栓剂，不宜选作基质的是（   ）
    A. 可可豆脂   B. 甘油明胶
    C. 半合成山苍子油脂   D. 半合成棕榈油脂
    E. 半合成椰子油脂

36. 辛夷来源于（   ）
    A. 豆科   B. 菊科
    C. 唇形科   D. 木兰科
    E. 茄科

37. 为纤维状集合体，体重，质软，纵断面具绢丝样光泽的药材是（   ）
    A. 朱砂   B. 雄黄
    C. 石膏   D. 硫黄
    E. 赭石

38. 茎方柱形，节稍膨大，叶柄短，叶片完整，展平后呈披针形或卵状披针形，上表面绿色，下表面灰绿色，两面光滑，味极苦的药材是（   ）
    A. 清香薷   B. 穿心莲
    C. 半枝莲   D. 广藿香
    E. 绵茵陈

39. 木瓜的加工方法为（   ）
    A. 阴干   B. 曝干
    C. 低温干燥   D. 沸水中略烫，晒干
    E. 置沸水中烫至外皮灰白色，对半剖开，晒干

40. 决明子来源于（   ）
    A. 鼠李科   B. 芸香科
    C. 伞形科   D. 豆科
    E. 木犀科

二、B 型题（配伍选择题。每题 1 分，共 60 题。备选答案在前，试题在后。每组若干题，每组题均对应同一组备选答案。每题只有一个正确答案。每个备选答案可重复选用，也可不选用）

A. 汗法   B. 吐法
C. 和法   D. 温法
E. 清法

41. 通过发汗解表、宣肺散邪的是（   ）
42. 适用于肺脏经络因寒邪为病的治法（   ）
43. 通过和解或调和的作用以达到祛除病邪目的的是（   ）

A. 云药 B. 怀药
C. 关药 D. 西北药
E. 北药

44. 道地药材天花粉属于（ ）
45. 道地药材防风属于（ ）

A. 莨菪碱 B. 番木鳖碱
C. 延胡索乙素 D. 山莨菪碱
E. 雷公藤甲素

46. 士的宁又称（ ）
47. 阿托品又称（ ）
48. 四氢巴马汀又称（ ）

A. 生麻黄 B. 炙麻黄
C. 炙麻黄绒 D. 麻黄绒
E. 炒麻黄

49. 治外感风寒，表实无汗，宜选用的饮片是（ ）
50. 治外感风寒，表证较轻、咳喘较重，宜选用的饮片是（ ）
51. 治体虚外感风寒，表证已解、咳喘未愈，宜选用的饮片是（ ）

A. 紫草 B. 银杏叶
C. 葛根 D. 满山红
E. 陈皮

52. 主要含有醌类成分的中药是（ ）
53. 主要含有黄酮醇及其苷类成分的中药是（ ）

A. 水、甲醇、乙醇 B. 三氯甲烷、乙醚
C. 铁氰化钾氨溶液 D. 亚硝酰铁氰化钠
E. 乙酸铅、乙酸铜、氯化亚锡

54. 鞣质可溶于（ ）
55. 鞣质与之显色的试剂是（ ）
56. 鞣质与之发生沉淀的试剂是（ ）
57. 鞣质不溶于（ ）

A. 酚羟基 B. 内酯环结构
C. 1745～1715 cm^{-1}吸收峰 D. 甲氧基
E. 3600～3200 cm^{-1}吸收峰

58. 香豆素可与三氯化铁试剂反应呈蓝绿色，是因为其具有（ ）

59. 香豆素可发生异羟肟酸铁反应，是因为其具有（　　）

   A. 酸值 B. 酯值
   C. pH 值 D. 皂化值
   E. 折光率

60. 代表挥发油中酯类成分含量的指标是（　　）
61. 代表挥发油中游离羧酸和酚类成分含量的指标是（　　）
62. 代表挥发油中游离羧酸、酚类和结合态酯总量的指标是（　　）

   A. GFR B. AUC
   C. $Cl = KV$ D. $V = X/C$
   E. $t_{1/2} = 0.693/K$

63. 生物半衰期为（　　）
64. 表观分布容积为（　　）

   A. 水解 B. 氧化
   C. 异构化 D. 聚合
   E. 脱羧

65. 洋地黄酊中主成分不稳定的主要原因在于其易（　　）
66. 制剂中穿心莲内酯不稳定的主要原因在于其易（　　）
67. 制剂中黄芩苷不稳定的主要原因在于其易（　　）

   A. 每 100mL 相当于原药材 100g
   B. 每 100mL 相当于原药材 20g
   C. 每 100mL 相当于原药材 10g，或根据其半成品含量加以调整
   D. 每 100mL 含被溶物 85g
   E. 每 1g 相当于原药材 2～5g

68. 除另有规定外，含剧毒药酊剂的浓度为（　　）
69. 除另有规定外，一般药酊剂的浓度为（　　）
70. 除另有规定外，流浸膏剂的浓度为（　　）
71. 除另有规定外，浸膏剂的浓度为（　　）

   A. 工业药剂学 B. 中药药剂学
   C. 中药制剂学 D. 中药调剂学
   E. 临床药学

72. 研究中药药剂的配制理论、生产技术、质量控制与合理应用的学科是（　　）
73. 研究方剂调配技术、理论和应用的学科是（　　）
74. 重点阐述传统和现代中药剂型的基础理论、制备工艺技术方法、质量控制等的学科

是（ ）

75. 研究药物制剂工业生产的基本理论、工艺技术、生产设备和质量管理的学科是（ ）

A. 麦冬　　　　　　　　　　B. 甘草
C. 商陆　　　　　　　　　　D. 罗布麻叶
E. 合欢皮

76. 主要含甾体皂苷的中药是（ ）
77. 主要含强心苷的中药是（ ）

A. 高温试验　　　　　　　　B. 高湿度试验
C. 强光照试验　　　　　　　D. 加速试验
E. 长期试验

78. 取供试品三批，按市售包装，在温度（40±2）℃，相对湿度（75±5）%的条件下放置6个月的是（ ）
79. 取供试品在接近药品的实际储存条件温度（25±2）℃下进行，其目的是为制定药物有效期提供依据的是（ ）
80. 取供试品开口置于适宜的洁净容器中，在温度60℃的条件下放置10天的是（ ）
81. 取供试品开口置于恒温密闭容器中，在相对湿度（75±5）%或（90±5）%的条件下放置10天的是（ ）

A. 均匀细腻，具有适当的黏稠性，易涂布于皮肤或黏膜上并无刺激性
B. 膏体应细腻、光亮、老嫩适度、摊涂均匀、无飞边缺口，加温后能粘贴于皮肤上且不移动
C. 膏料应涂布均匀，膏面应光洁，色泽一致，无脱膏、失黏现象
D. 外观应完整光洁，有均一的应用面积，冲切口应光滑、无锋利的边缘
E. 软化点、重量差异等应符合规定

82. 为贴膏剂质量要求的是（ ）
83. 为贴剂质量要求的是（ ）
84. 为软膏剂质量要求的是（ ）

A. 麻黄　　　　　　　　　　B. 菊花
C. 白芍　　　　　　　　　　D. 黄芪
E. 苏子

85. 既有发汗、解表的升浮特性，又能够止咳、平喘、利尿消肿而具有沉降作用的是（ ）
86. 既能上行头目祛风止痛，又能下行血海活血通经的是（ ）
87. 既能补气升阳、脱毒生肌，又能利水消肿、固表止汗的是（ ）

A. 干燥菌核 B. 干燥子实体
C. 子座及昆虫尸体的复合体 D. 油胶树脂
E. 香树脂

88. 茯苓的药用部位为（　　）
89. 冬虫夏草的药用部位为（　　）
90. 灵芝的药用部位为（　　）

A. 肉豆蔻 B. 苦杏仁
C. 补骨脂 D. 枳壳
E. 吴茱萸

91. 药用部位为成熟果实的是（　　）
92. 药用部位为近成熟的是（　　）
93. 药用部位为未成熟的是（　　）
94. 药用部位为种子的是（　　）

A. 膜控包衣型 B. 渗透泵型
C. 乳剂分散型 D. 注射混悬液型
E. 骨架型

95. 药物通过扩散、溶蚀作用而缓释的是（　　）
96. 释药速度与肠胃pH无关的是（　　）
97. 借助油相对药物分子的扩散产生屏障作用而缓释的是（　　）

A. 白术 B. 甘草
C. 人参 D. 地黄
E. 狗脊

98. 主产地为河南的药材是（　　）
99. 主产地为浙江的药材是（　　）
100. 主产地为内蒙古的药材是（　　）

三、C型题（综合分析选择题。共10题，每题1分。每题的备选答案中只有一个最佳答案）

患者，男，50岁，患消渴病5年，症见腰膝酸软、头晕耳鸣、骨蒸潮热、盗汗遗精、消渴。中医辨为肾阴虚证，处以六味地黄汤。药用：熟地黄24g，酒萸肉12g，山药12g，泽泻9g，牡丹皮9g，茯苓9g。7剂，每日1剂，水煎服。

101. 根据患者的病情，处方中山药的炮制方法是（　　）
   A. 麸炒 B. 清炒
   C. 土炒 D. 切制
   E. 蜜炙

102. 药师调配复核时，其中呈圆形或椭圆形厚片，切面黄白色至淡黄色，粉性，气微，味微苦的饮片是（　　）
   A. 熟地黄　　　　　　　　B. 酒萸肉
   C. 泽泻　　　　　　　　　D. 山药
   E. 牡丹皮

103. 患者服完7剂后即来就诊，自诉消渴等症状有所缓解，并云：因长期出差而不便服用汤剂，希望服用组成与功效相同的成药。鉴此，医师根据病情，建议其服以六味地黄汤方制成的成药，不适宜的剂型是（　　）
   A. 浓缩丸　　　　　　　　B. 颗粒剂
   C. 胶囊　　　　　　　　　D. 小蜜丸
   E. 软胶囊

104. 针对其病证，该方的主要药理作用是（　　）
   A. 解热　　　　　　　　　B. 抗血栓
   C. 祛痰　　　　　　　　　D. 降血压
   E. 降血糖

《中国药典》收载的生脉饮为口服液，处方为红参、麦冬和五味子。具有益气复脉、养阴生津的功效。

105. 处方中红参的产地加工方法为（　　）
   A. 发酵法　　　　　　　　B. 煮法
   C. 炙法　　　　　　　　　D. 蒸法
   E. 复制法

106. 处方中五味子含五味子醇甲，其结构类型是（　　）
   A. 木脂素　　　　　　　　B. 黄酮
   C. 香豆素　　　　　　　　D. 萜类
   E. 生物碱

107. 制备生脉饮口服液时，可加适量防腐剂，允许选用的品种和用量是（　　）
   A. 羟苯基乙酯，≤0.10%　　B. 山梨酸，≤0.30%
   C. 羟苯基丙酯，≤0.30%　　D. 苯甲酸，≤0.35%
   E. 羟苯基乙酯，≤0.35%

某男，42岁，自诉咽中有阻碍物，咯吐不出，吞咽不下，胸胁满闷，或时而恶心，呕吐涎沫，中医诊为梅核气，治当行气散结、化痰降逆，处以半夏厚朴汤，其药物组成为姜半夏、茯苓、厚朴、生姜、紫苏叶。

108. 处方调配复核，兼有不规则形片块，长1~2cm，表面白色至类白色，略粗糙或平坦，质坚硬，气微的饮片是（　　）
   A. 生姜　　　　　　　　　B. 茯苓
   C. 厚朴　　　　　　　　　D. 姜半夏

E. 紫苏叶

109. 处方中姜半夏长于( )
    A. 消痰行水，降气止呕   B. 燥湿消痰，下气除满
    C. 温肺祛痰，利气散结   D. 温中化痰，降逆止呕
    E. 清热化痰，除烦止呕

110. 处方中厚朴主要成分厚朴酚，其结构类型是( )
    A. 黄酮   B. 香豆素
    C. 木脂素   D. 生物碱
    E. 三萜皂苷

四、X 型题（多项选择题。共 10 题，每题 1 分。每题的备选答案中有 2 个或 2 个以上正确，少选或多选均不得分）

111. 方剂的组成变化包括（ ）
    A. 药味加减变化   B. 药量加减变化
    C. 剂型更换变化   D. 剂型加减变化
    E. 药味组成变化

112. 关于皂苷性质的说法正确的有（ ）
    A. 气味芳香   B. 易溶于水
    C. 对黏膜有强烈的刺激性   D. 多数具有苦而辛辣味
    E. 水溶液强烈振荡而产生持久性气泡

113. 高等动物胆汁酸的结构特点为（ ）
    A. 是甾类化合物，具甾体母核   B. 17 位连有 β-戊酸侧链
    C. 为三萜类化合物   D. 17 位有不饱和内酯环
    E. 多与甘氨酸或牛磺酸以酰胺键结合，并以钠盐形式存在

114. 将样品点在纸片上，喷以醋酸镁甲醇液，置紫外灯下观察，呈天蓝色荧光的是（ ）
    A. 黄酮   B. 二氢黄酮
    C. 5-羟基黄酮   D. 5-羟基二氢黄酮
    E. 二氢黄酮醇

115. 中药炮制的目的有（ ）
    A. 增强药物疗效   B. 降低药物的毒副作用
    C. 便于调剂成制剂   D. 改变药物的作用趋向
    E. 改变药物的性能

116. 浸渍法的应用特点为（ ）
    A. 通常用不同浓度的乙醇或白酒作溶剂
    B. 适用于黏性药物制剂的提取
    C. 适用于价格低廉的芳香药材的浸提
    D. 能直接制得高浓度的制剂

E. 适用于含新鲜的易于膨胀药物制剂的提取

117. 关于气雾剂、喷雾剂质量检查项目的说法，正确的有（　　）
    A. 定量气雾剂应检查每揿主药含量　　B. 非定量气雾剂每瓶应检查总喷次
    C. 定量喷雾剂应检查每喷主药含量　　D. 非定量气雾剂的喷射速率
    E. 定量气雾剂应检查递送计量均一性

118. 北豆根的性状特征为（　　）
    A. 呈细长圆柱形，弯曲，有分枝　　B. 表面多有细根，外皮易剥落
    C. 质韧，不易折断，断面不整齐　　D. 木质部放射状排列，中心有髓
    E. 气微，味苦

119. 坚龙胆的性状特征有（　　）
    A. 表面淡黄色或黄棕色，上部多有显著的横皱纹
    B. 表面无横皱纹
    C. 外皮膜质，易脱落
    D. 木部黄白色
    E. 易与皮部分离

120. 矿物类中药的性状鉴别除对矿物的形状、大小颜色、质地、气味进行鉴别外，还应注意检查其（　　）
    A. 硬度、相对密度、条痕色　　B. 透明度
    C. 断口、有无磁性　　D. 化学组成
    E. 光泽、解理

模拟试卷（三）参考答案及解析

一、A 型题

1.【试题答案】　D

【试题解析】本题考查要点是"《神农本草经》学术价值"。《新修本草》是我国历史上第一部官修药典性本草，并被今人誉为世界上第一部药典。《本草纲目》将本草学的发展提高到一个空前的高度，而且在生物、化学、天文、地理、地质、采矿等方面也有突出的成就，对世界医药学和自然科学的许多领域做出了举世公认的卓越贡献。《经史证类备急本草》具有极高的学术价值和文献价值。《神农本草经》初步奠定了中药学的理论基础，为本草学的发展奠定了基础。《本草经集注》初步确定了综合性本草著作的编写模式。因此，本题的正确答案是 D。

2.【试题答案】　A

【试题解析】本题考查要点是"各类药材的一般采收原则"。莪术来源为姜科植物蓬莪术、广西莪术或温郁金的干燥根茎。根及根茎类：一般在秋、冬两季植物地上部分将枯萎时及春初发芽前或刚露苗时采收，此时根或根茎中贮藏的营养物质最为丰富。因此，本题的正确答案为 A。

3. 【试题答案】　E

【试题解析】本题考查要点是"含生物碱类化合物的常用中药"。苦参碱—山豆根；黄连—小檗碱；防己—防己碱和粉防己碱；马钱子—士的宁（番木鳖碱）；天仙子—莨菪碱。因此，本题的正确答案为E。

4. 【试题答案】　B

【试题解析】本题考查要点是"天仙子主要生物碱的生理活性"。天仙子含有生物碱，主要为莨菪碱、阿托品及东莨菪碱，对平滑肌有明显的松弛作用，并能升高眼压与调节麻痹，还可用于锑剂中毒引起的严重心律失常。因此，本题的正确答案为B。

5. 【试题答案】　E

【试题解析】本题考查要点是"含醌类化合物的常用中药"。丹参的化学成分主要包括脂溶性成分和水溶性成分两大部分。脂溶性成分大多为共轭醌、酮类化合物，具有特征的橙黄色和橙红色。如丹参酮I、丹参酮IIA、丹参酮IIB、隐丹参酮等。因此，本题的正确答案为E。

6. 【试题答案】　A

【试题解析】本题考查要点是"黄芩苷"。黄芩苷经水解后生成的黄芩素分子中具有邻三酚羟基，易被氧化转化为醌类衍生物而显绿色，这是保存或炮制不当的黄芩能够变绿色的原因。黄芩变绿后，有效成分受到破坏，质量随之降低。因此，本题的正确答案为A。

7. 【试题答案】　D

【试题解析】本题考查要点是"三萜皂苷"。龙胆苦苷属于裂环环烯醚萜苷类。因此，本题的正确答案为D。

8. 【试题答案】　E

【试题解析】本题考查要点是"其他炮制方法——复制"。天南星味苦、辛，性温；有毒。①生天南星辛温燥烈，有毒，多外用。②制天南星毒性降低，燥湿化痰的作用增强。③胆南星毒性降低，其燥烈之性缓和。药性由温转凉，味由辛转苦，功能由温化寒痰转为清化寒痰，息风定惊力强，多用于痰热咳喘。A降低或消除药物的毒性：半夏。B改变药性：天南星（胆汁质，由温转凉）。因此，本题的正确答案为E。

9. 【试题答案】　C

【试题解析】本题考查要点是"常用饮片的炮制方法——炙法"。大黄炭泻下作用极微，并有凉血化瘀止血作用。因此，本题的正确答案为C。

10. 【试题答案】　E

【试题解析】本题考查要点是"鞣质的理化性质"。鞣质的水溶液可与三氯化铁作用呈蓝黑色或绿黑色，通常用作鞣质的鉴别反应。蓝黑墨水的制造就是利用鞣质的这一性质。因此，本题的正确答案为E。

11. 【试题答案】　A

【试题解析】本题考查要点是"生物碱沉淀反应的条件"。反应条件：生物碱沉淀反应一般在酸性水溶液中进行（苦味酸试剂可在中性条件下进行）。原因是生物碱与酸成盐易溶于水生物碱，沉淀试剂也易溶于水，且在酸水中稳定，而反应产物难溶于水因而有利于反应的进行和反应结果的观察。因此，本题的正确答案为 A。

12. 【试题答案】　C

【试题解析】本题考查要点是"炙法"。醋柴胡的升散之性缓和，疏肝止痛的作用增强。多用于肝郁气滞的胁肋胀痛、腹痛及月经不调等。因此，本题的正确答案为 C。

13. 【试题答案】　C

【试题解析】本题考查要点是"黄酮的性状"。一般情况下，黄酮、黄酮醇及其苷类多显灰黄至黄色；查耳酮为黄至橙黄色；而二氢黄酮、二氢黄酮醇、异黄酮类，因不具有交叉共轭体系或共轭链较短，故不显色（二氢黄酮及二氢黄酮醇）或显浅黄色（异黄酮）。因此，本题的正确答案为 C。

14. 【试题答案】　B

【试题解析】本题考查要点是"黄酮类化合物的显色反应"。在氨性甲醇溶液中，氯化锶可与分子中具有邻二酚羟基结构的黄酮类化合物生成绿色至棕色乃至黑色沉淀。因此，本题的正确答案为 B。

15. 【试题答案】　C

【试题解析】本题考查要点是"根及根茎类中药——党参"。习称"狮子头"的药材为党参。因此，本题的正确答案为 C。

16. 【试题答案】　B

【试题解析】本题考查要点是"黄酮的性状"。盐酸-镁粉（或锌粉）反应：它是鉴定黄酮类化合物最常用的显色反应。方法是将样品溶于 1.0mL 甲醇或乙醇中，加入少许镁粉（或锌粉）振摇，滴加几滴浓盐酸，1~2 分钟内（必要时微热）即可显色。多数黄酮、黄酮醇、二氢黄酮及二氢黄酮醇类化合物显橙红至紫红色，少数显紫色至蓝色，当 β-环上有—OH 或—OCH$_3$ 取代时，呈现的颜色亦随之加深。但查耳酮、橙酮、儿茶素类则无该显色反应。异黄酮类化合物除少数例外，也不显色。因此，本题的正确答案为 B。

17. 【试题答案】　B

【试题解析】本题考查要点是"苷键构型的决定"。苷键构型的决定：糖与糖之间的苷键和糖与非糖部分的苷键，本质上都是缩醛键，也都存在端基碳原子的构型问题。测定苷键构型的问题主要有三种方法，即酶催化水解方法、分子旋光差法（Klyne 法）和 NMR 法。因此，本题的正确答案为 B。

18. 【试题答案】　A

【试题解析】本题考查要点是"明胶空心胶囊的囊材组成"。明胶是空胶囊的主要囊材。另外还要加入适当的辅料，以满足制备和不同产品的要求，保证囊壳的质量要求。常用的有：①增塑剂，如甘油、山梨醇、羧甲基纤维素钠等，可增加囊壳的韧性与可塑性；②增稠剂，如琼脂可增加胶液的胶冻力；③遮光剂，如二氧化钛，可防止光对药物氧化的催化，增加光敏性药物的稳定性；④着色剂，如柠檬黄、胭脂红等可增加美观；⑤防腐剂，如对羧基苯甲酸酯类，可防止胶液在制备和贮存过程中发生霉变；⑥增光剂，如十二烷基磺酸钠，可增加囊壳的光泽；⑦芳香矫味剂，如乙基香草醛等。因此，本题的正确答案为A。

19. 【试题答案】　C

【试题解析】本题考查要点是"靶向制剂"。二级靶向制剂系指进入靶部位的特殊细胞（如癌肿细胞）释药，而不作用于正常细胞。而一级靶向制剂系指进入靶部位的毛细血管床释药；三级靶向制剂系指药物作用于细胞内的一定部位。因此，本题的正确答案为C。

20. 【试题答案】　B

【试题解析】本题考查要点是"混悬剂"。口服混悬剂在标签上应注明"用前摇匀"。因此，本题的正确答案为B。

21. 【试题答案】　C

【试题解析】本题考查的要点是"枳壳的炮制"。麸炒枳壳先将锅烧热，均匀撒入定量麦麸，用中火加热，待烟起投入枳壳片，不断翻动，炒至淡黄色时取出，筛去麦麸，放凉。因此，本题的正确答案是C。

22. 【试题答案】　D

【试题解析】本题考查要点是"药物的体内过程及其影响因素"。口服制剂药物吸收速度快慢的顺序是溶液剂＞混悬剂＞胶囊剂＞片剂＞包衣片。因此，本题的正确答案为D。

23. 【试题答案】　D

【试题解析】本题考查的要点是"中药药剂学的发展"。东汉时期成熟的《神农本草经》序列中明确指出："药性有宜丸者，宜散者，宜水煎者，宜酒渍者，宜煎膏者，亦有不可入汤酒者，并随药性，不得违越。"首次强调应根据药物性质选择剂型。因此，本题的正确答案是D。

24. 【试题答案】　E

【试题解析】本题考查要点是"根及根茎类中药——绵马贯众"。绵马贯众为鳞毛蕨科植物粗茎鳞毛蕨 *Dryopteris crassirhizoma* Nakai 的干燥根茎和叶柄残基。白及（块茎）、虎杖（根和根茎）、威灵山（根和根茎）、石菖蒲（根茎）。因此，本题的正确答案为E。

25. 【试题答案】　E

【试题解析】本题考查要点是"注射用水"。注射用水为纯化水经蒸馏所得到的水，注射用水可作为配制注射液、滴眼剂等的溶剂或稀释剂及容器的精洗。灭菌注射用水主要用于注射用灭菌粉末的溶剂或注射剂的稀释剂。因此，本题的正确答案为E。

26. 【试题答案】　C

【试题解析】本题考查的要点是"乳剂的不稳定现象"。乳剂在放置过程中，乳滴逐渐聚集在上层或下层的现象称为分层。由于ζ电位降低促使液滴聚集，出现乳滴聚集成团的现象称为絮凝。O/W型乳剂转成W/O型乳剂或出现相反的变化称为转相。分散相乳滴合并且与连续相分离成不相混溶的两层液体的现象称为破裂。乳剂受外界因素（光、热、空气等）

及微生物作用,使体系中油相或乳化剂发生变质的现象称为酸败。因此,本题的正确答案是C。

27.【试题答案】 C

【试题解析】本题考查的要点是"蜂蜜的炼制"。中蜜(又称炼蜜)炼制温度达116~118℃,含水量在14%~16%,相对密度为1.37左右,炼制时表面翻腾"鱼眼泡"(黄色均匀而有光泽的气泡)。因此,本题的正确答案是C。

28.【试题答案】 D

【试题解析】本题考查的要点是"膜剂的辅料"。可用来做膜剂填充剂的有碳酸钙、淀粉等。因此,本题的正确答案是D。

29.【试题答案】 A

【试题解析】本题考查的要点是"片剂"。由于制成颗粒后再压片,可改善物料的流动性和可压性,因此,制颗粒往往是压片的前过程。因此,本题的正确答案是A。

30.【试题答案】 D

【试题解析】本题考查要点是"中药五味——酸味"。酸味药主要分布于收涩药和止血药中,具有敛肺、止汗、涩肠、止血、固精、止泻的功能。因此,本题的正确答案为D。

31.【试题答案】 C

【试题解析】本题考查要点是"眼用制剂质量检查项目与要求"。眼用半固体制剂需要检查金属性异物,包括眼膏剂、眼用乳膏剂、眼用凝胶剂。因此,本题的正确答案为C。

32.【试题答案】 B

【试题解析】本题考查要点是"配伍与禁忌"。①大黄、芒硝为相须配伍。②附子、甘草为相畏配伍。③黄连、木香为相使配伍。④丁香、郁金为相恶配伍。⑤海藻、甘草为相恶配伍。因此,本题的正确答案为B。

33.【试题答案】 C

【试题解析】本题考查要点是"根及根茎类中药——龙胆"。根圆柱形,略扭曲,长10~20cm,直径0.2~0.5cm;表面淡黄色或黄棕色,上部多有显著的横皱纹,下部较细,有纵皱纹及支根痕。质脆,易折断,断面略平坦,皮部黄白色或淡黄棕色,木部色较浅,呈点状环列。气微,味甚苦。因此,本题的正确答案为C。

34.【试题答案】 E

【试题解析】本题考查要点是"茎木类中药——槲寄生"。槲寄生茎枝呈圆柱形,2~5叉状分枝长约30cm,直径0.3~1cm;表面黄绿色、金黄色或黄棕色,有纵皱纹;节膨大,节上有分枝或枝痕。体轻,质脆,易折断,断面不平坦,皮部黄色,木部色较浅,有放射性纹理;气微,髓部长偏向一边。叶对生于枝梢,易脱落,无柄;叶片呈长椭圆状披针形,长2~7cm,宽0.5~1.5cm;先端钝圆,基部楔形,全缘;表面黄绿色,有细皱纹,主脉5出,中间3条明显;革质。气微,味微苦,嚼之有黏性。因此,本题的正确答案是E。

35.【试题答案】 B

【试题解析】本题考查要点是"栓剂"。甘油明胶系用明胶、甘油与水制成,不适用于鞣酸与蛋白质有配伍禁忌的药物。因鞣酸与明胶可以生成沉淀。因此,本题的正确答案为B。

36.【试题答案】 D

【试题解析】本题考查要点是"常用花类中药——辛夷"。辛夷为木兰科植物望春花、玉兰、武当玉兰的干燥花蕾。因此,本题的正确答案为D。

37.【试题答案】 C

【试题解析】本题考查要点是"矿物药——石膏"。石膏的性状特征:为纤维状集合体。呈长块状、板块状或不规则状。白色、灰白色或淡黄色,有的半透明,条痕白色。体重,质软,纵断面具绢丝样光泽。A为朱红色细粉;B为橘红色块状或粒状;D为黄色不规则块状;E为暗棕红色或灰黑色扁平块状。因此,本题的正确答案为C。

38.【试题答案】 B

【试题解析】本组题考查要点是"穿心莲的性状鉴别"。穿心莲茎呈方柱形,节稍膨大。切面不平坦,具类白色髓。叶片多皱缩或破碎,完整者展开后呈披针形或卵状披针形,先端渐尖,基部楔形下延,全缘或波状;上表面绿色,下表面灰绿色,两面光滑。气微,味极苦。因此,本题的正确答案为B。

39.【试题答案】 E

【试题解析】本题考查要点是"果实及种子类中药——木瓜"。木瓜的采收加工:夏、秋二季果实黄绿时采收,置沸水中烫至外皮灰白色,对半纵剖,晒干。因此,本题的正确答案为E。

40.【试题答案】 D

【试题解析】本题考查要点是"常用果实及种子类中药——决明子"。决明子为豆科植物决明或小决明的干燥成熟种子。因此,本题的正确答案为D。

二、B型题

41~43.【试题答案】 A、D、C

【试题解析】本组题考查的要点是"常用的治法"。①汗法是通过发汗解表、宣肺散邪的方法使在肌表的外感六淫之邪随汗而解的一种方法。②吐法是通过涌吐,使停留在咽喉、胸膈、胃脘等部位的痰涎、宿食或毒物从口中吐出的一种治法。③和法是通过和解或调和的作用以达到祛除病邪目的的一种治法。④温法是通过温中、祛寒、回阳、通络等作用,使寒邪去,阳气复,经络通,血脉和,适用于肺腑经络因寒邪为病的一种治法。⑤清法是通过清热泻火,以清除火热之邪,适用于里热证的一种治法。

44~45.【试题答案】 B、C

【试题解析】本组题考查要点是"道地药材"。①云药主要产地为云南,如三七、木香、重楼、茯苓、萝芙木、诃子、草果、马钱子、儿茶等。②怀药主要产地为河南,如著名的"四大怀药"——地黄、牛膝、山药、菊花;其他如天花粉、瓜蒌、白芷、辛夷、红花、金银花、山茱萸等。③关药主要产地为山海关以北、东北三省以及内蒙古,如人参、鹿茸、细辛、辽五味子、防风、关黄柏、龙胆、平贝母等。④北药主产地为河北、山东、山西以及内蒙古中部,如党参、酸枣仁、柴胡、白芷、滑石等。⑤西北药主产地为"丝绸之路"的起点西安以西的广大地区(陕、甘、宁、青、新及内蒙古西部),如大黄、当归、秦艽、秦皮、羌活、枸杞子、银柴胡、党参等。天花粉属于怀药,防风属于关药。

46~48. 【试题答案】 B、A、C

【试题解析】本组题考查要点是"含生物碱类化合物的常用中药"。士的宁又称番木鳖碱;阿托品又称莨菪碱;四氢巴马汀又称延胡索乙素。

49~51. 【试题答案】 A、B、C

【试题解析】本组题考查要点是"麻黄的炮制作用"。①麻黄生品发汗解表和利水消肿力强。多用于风寒表实证,风水浮肿,风湿痹痛,阴疽痰核。②炙麻黄性温偏润,辛温发汗作用缓和,以宣肺平喘力胜。多用于表证较轻而肺气壅闭,咳嗽气喘较重的患者。③炙麻黄绒作用更缓和,适于表证已解而咳喘未愈的老人、幼儿及体虚患者。

52~53. 【试题答案】 A、B

【试题解析】52题考查要点是"含醌类化合物的常用中药"。紫草的主要化学成分为萘醌类化合物。53题考查要点是"含黄酮类化合物的常用中药"。银杏叶中的黄酮类化合物有黄酮、黄酮醇及其苷类、双黄酮和儿茶素类等。

54~57. 【试题答案】 A、C、E、B

【试题解析】本组题考查要点是"鞣质的理化性质"。①鞣质具有较强的极性,可溶于水、甲醇、乙醇、丙酮等亲水性溶剂,也可溶于乙酸乙酯,难溶于乙醚、三氯甲烷等亲脂性溶剂。②鞣质的水溶液与铁氰化钾氨溶液反应呈深红色,并很快变成棕色。③鞣质的水溶液能与乙酸铅、乙酸铜、氯化亚锡等重金属盐产生沉淀。

58~59. 【试题答案】 A、B

【试题解析】本组题考查要点是"香豆素的显色反应"。①三氯化铁反应:具有酚羟基的香豆素类可与三氯化铁试剂产生颜色反应,通常是蓝绿色。②异羟肟酸铁反应:由于香豆素类具有内酯环,在碱性条件下可开环,与盐酸羟胺缩合成异羟肟酸,然后再在酸性条件下与三价铁离子络合成盐而显红色。

60~62. 【试题答案】 B、A、D

【试题解析】本组题考查要点是"挥发油的化学组成及其理化性质"。①酸值是代表挥发油中游离羧酸和酚类成分含量的指标。以中和1g挥发油中游离酸性成分所消耗氢氧化钾的毫克数表示。②酯值是代表挥发油中酯类成分含量的指标。以水解1g挥发油中所含酯需消耗氢氧化钾的毫克数表示。③皂化值是代表挥发油中游离羧酸、酚类成分和结合态酯总量的指标。以皂化1g挥发油所消耗氢氧化钾的毫克数表示。皂化值是酸值和酯值之和。

63~64.【试题答案】 E、D

【试题解析】本组题考查的要点是"药物动力学常用参数"。生物半衰期是指体内药量或血药浓度消除一半所需要的时间。$t_{1/2}=0.693/K$。表观分布容积是体内药量与血药浓度间关系的一个比例常数，用 V 表示。$V=X/C$

65~67.【试题答案】 A、A、B

【试题解析】本组题考查的要点是"药物的化学降解类型"。洋地黄酊易水解，多采用70%乙醇浸出。穿心莲内酯在pH值为7时内酯环水解极为缓慢，在偏碱性溶液中则水解加快。具有酚羟基或潜在酚羟基的有效成分易氧化，如黄芩苷。

68~71.【试题答案】 C、B、A、E

【试题解析】本组题考查的要点是"浸出药剂"。除另有规定外，每100mL相当于原饮片20g，含毒性药品的中药酊剂，每100mL相当于原饮片10g；其有效成分明确者，应根据其半成品的含量加以调整，使符合该酊剂项下的规定。流浸膏剂系指饮片用适宜的溶剂提取，蒸去部分溶剂，调整浓度至每1mL相当于原饮片1g的制剂。浸膏剂系指药材用适宜的溶剂提取，蒸去全部溶剂，调整浓度至每1g相当于原饮片2~5g的制剂。

72~75.【试题答案】 B、D、C、A

【试题解析】本组题考查的要点是"中药药剂学的含义"。①工业药剂学是研究药物制剂的剂型设计及制剂理论与技术、生产设备和质量管理的学科。②中药药剂学是以中医药理论为指导，运用现代科学技术，研究中药制剂的配制理论、生产技术、质量控制与合理应用等内容的综合性应用技术科学。③中药制剂学主要阐述中药剂型的基本理论、特点与应用，以及剂型和药物传递系统设计；中药制剂的工艺与方法、操作技术与辅料选用等。④中药调剂学是研究方剂调配技术、理论和应用的科学，除应掌握中药调配应用及剧毒药管理等技能外，还应熟悉常用药物的性能特点、用法用量、功能主治、组方配伍等相关知识，以便配合临床，指导和监督合理用药，并能开展中药临床药学的相关研究。⑤临床药学是阐明药物在治疗中的作用与药物相互作用，指导患者合理、有效与安全用药的学科。

76~77.【试题答案】 A、D

【试题解析】本组题考查要点是"含甾体皂苷类化合物的常用中药、含强心苷类化合物的常用中药"。①含甾体皂苷类化合物的常用中药包括麦冬、知母。②含强心苷类化合物的常用中药包括香加皮、罗布麻叶。

78~81.【试题答案】 D、E、A、B

【试题解析】本组题考查的要点是"中药制剂稳定性试验"。①高温试验是将试品开口置于适宜的洁净容器中（一般样品摊成≤5mm厚的薄层，疏松样品摊成≤10mm厚的薄层），在60℃温度下放置10天，分别于第5天和第10天取样，按照稳定性试验重点考察项目进行检测。②高湿度试验是将供试品开口置于适宜的洁净容器中（一般样品摊成≤5mm厚的薄层，疏松样品摊成≤10mm厚的薄层），放入恒湿密闭容器内，在25℃相对湿度90%

±5%条件（KNO_3饱和溶液，相对湿度92.5%，25℃）下放置10天，分别于第5天、第10天取样，按照稳定性试验重点考察项目进行检测，同时准确称量试验前后供试品的重量，以考察供试品的吸湿潮解性能。③强光照试验是将供试品开口放在装有日光灯或镝灯的光照箱或其他适宜的光照装置内，于照度4500lx±500lx的条件下放置10天，分别于第5天、第10天取样，按照稳定性试验重点考察项目进行检测，特别要注意供试品的外观变化。④加速试验分为药典法和经典恒温法。药典法是取三批制剂，按市售包装，在温度40℃±2℃、相对湿度75%±5%的条件下放置6个月。经典恒温法仅作为预实验研究用，可预估药物制剂的有效期，其结果仅供药物制剂稳定性试验参考。⑤长期试验是在接近药品的实际贮存条件下进行，取市售包装的供试品制剂三批，在温度25℃±2℃、相对湿度60%+10%，或温度30℃±2℃、相对湿度65%±5%的条件下放置12个月，并分别于0个月、3个月、6个月、9个月、12个月取样，按稳定性考察项目进行检测。

82~84.【试题答案】　C、D、A

【试题解析】本组题考查的要点是"外用膏剂的质量要求"。①软膏剂应均匀、细腻，具有适当的黏稠性，易涂布于皮肤或黏膜上并无刺激性；应无酸败、变硬、融化、油水分离等变质现象。②膏药的膏体应细腻、光亮、老嫩适度、摊涂均匀、无飞边缺口，加温后能粘贴于皮肤上且不移动；黑膏药应乌黑、无红斑，白膏药应无白点；软化点、重量差异等应符合规定；膏药应密闭，置阴凉处储存。③贴膏剂的膏料应涂布均匀，膏面应光洁，色泽一致，无脱膏、失黏现象。背衬面应平整、洁净、无漏膏现象。涂布中若使用有机溶剂，必要时应检查残留溶剂。④贴剂的外观应完整光洁，有均一的应用面积，冲切口应光滑、无锋利的边缘。

85~87.【试题答案】　A、C、D

【试题解析】本组题考查要点是"中药升降浮沉"。有些中药具有升浮和沉降的双向作用趋向，如麻黄发汗、解表具有升浮的特性，又能够止咳、平喘、利尿消肿而具有沉降的特性；白芍既能上行头目祛风止痛，具有升浮的特性，又能下行血海活血通经，又有沉降的特点；黄芪既能补气升阳、脱毒生肌，具有升浮的特性，又能利水消肿、固表止汗，具有沉降的特点。

88~90.【试题答案】　A、C、B

【试题解析】本组题考查要点是"藻、菌、地衣类中药的药用部位"。①茯苓为多孔菌科真菌茯苓的干燥菌核。②冬虫夏草为麦角菌科真菌冬虫夏草寄生在蝙蝠蛾科昆虫幼虫上的子座及幼虫尸体的复合体。③灵芝为多孔菌科真菌灵芝（赤芝）或紫芝的干燥子实体。

91~94.【试题答案】　C、E、D、B

【试题解析】本组题考查要点是"果实及种子类中药的药用部位"。①补骨脂为豆科植物补骨脂的干燥成熟果实。②吴茱萸为芸香科植物吴茱萸、石虎或疏毛吴茱萸的干燥将近成熟果实。③枳壳为芸香科植物酸橙及其栽培变种的干燥未成熟果实。④苦杏仁为蔷薇科植物山杏、西伯利亚杏、东北杏或杏的干燥成熟种子。

95~97.【试题答案】 E、B、C

【试题解析】本组题考查要点是"缓释、控释制剂的类型"。①骨架型缓释、控释制剂：将药物分散在水溶性、脂溶性或不溶性骨架材料中，药物靠扩散、溶蚀作用或扩散与溶蚀共同作用而释放药物的一类缓释、控释制剂。②渗透泵式控释制剂：由于胃肠道中的离子不能通过半透膜，故渗透型片剂的释药速度与pH无关。③乳剂分散型缓释制剂：水溶性药物可以制成W/O型乳剂，借助油相对药物分子扩散一定的屏障作用而达到缓释目的。

98~100.【试题答案】 D、A、B

【试题解析】本组题考查要点是"根及根茎类中药的主产地"。①地黄主产于河南省武陟、温县、博爱等县。②白术主产于浙江、安徽、湖南、湖北等省。③甘草主产于内蒙古、甘肃、新疆等省区。

三、C型题

101.【试题答案】 D

【试题解析】本题考查要点是"炒法"。山药以补肾生精、益肺阴为主。用于肾虚遗精、尿频，肺虚喘咳，阴虚消渴。因此，本题的正确答案为D。

102.【试题答案】 C

【试题解析】本题考查要点是"根及根茎类中药——泽泻"。泽泻切面黄白色至淡黄色，粉性，有很多细孔，气微，味微苦。因此，本题的正确答案为C。

103.【试题答案】 D

【试题解析】本题考查要点是"蜜丸（含水蜜丸）"。患者为糖尿病，小蜜丸中含有糖，不适用于糖尿病患者。因此，本题的正确答案为D。

104.【试题答案】 E

【试题解析】本题考查要点是"各类中药的主要药理作用"。患者糖尿病应以降糖为主。因此，本题的正确答案为E。

105.【试题答案】 D

【试题解析】本题考查要点是"蒸、煮、燀法"。红参：取原药材，洗净，经蒸制干燥后即为红参。因此，本题的正确答案为D。

106.【试题答案】 A

【试题解析】本题考查要点是"含木脂类化合物的常用中药"。五味子中含木脂素较多，约5%，近年来从其果实中分得一系列联苯环辛烯型木脂素，其中包括五味子醇和五味子素，五味子酯甲、乙、丙、丁和戊。因此，本题的正确答案为A。

107.【试题答案】 B

【试题解析】本题考查要点是"合剂"。合剂系指饮片用水或其他溶剂，采用适宜的方法提取制成的口服液体制剂，其中单剂量灌装者也可称为口服液。在制剂确定处方时，该处方的抑菌效力应符合《中国药典》抑菌效力检查法的规定，山梨酸和苯甲酸的用量不得超过0.3%，（其钾盐、钠盐的用量分别按酸计）羟苯酯类的用量不得超过0.05%，如加入其他附加剂，其品种与用量应符合国家标准的有关规定，不影响成品的稳定性，并应避免对检验产生干扰。因此，本题的正确答案为B。

108. 【试题答案】 B

【试题解析】本题考查要点是"根及根茎类中药——茯苓"。题中的描述符合茯苓的形状特征。因此，本题的正确答案为B。

109. 【试题答案】 D

【试题解析】本题考查要点是"其他制法——半夏"。姜半夏增强了降逆止呕作用，以温中化痰、降逆止呕为主，用于痰饮呕吐，胃脘痞满。因此，本题的正确答案为D。

110. 【试题答案】 C

【试题解析】本题考查要点是"含木脂素类化合物的常用中药——厚朴"。厚朴酚结构类型是木脂素。因此，本题的正确答案为C。

四、X型题

111. 【试题答案】 ABC

【试题解析】本题考查的要点是"方剂的组成变化"。方剂的组成变化主要有三种：药味加减变化、药量加减变化、剂型更换变化。因此，本题的正确答案是ABC。

112. 【试题答案】 BCDE

【试题解析】本题考查要点是"皂苷类理化性质"。皂苷多数具有苦而辛辣味，其粉末对人体黏膜有强烈的刺激性，鼻内黏膜尤其敏感，但也有例外，如甘草皂苷有显著的甜味，且对黏膜刺激性较弱。大多数皂苷极性较大，易溶于水、热甲醇和乙醇等极性较大的溶剂，难溶于丙酮、乙醚等有机溶剂。皂苷水溶液经强烈振荡能产生持久性的泡沫，且不因加热而消失，这是由于皂苷具有降低水溶液表面张力的缘故。因此，本题的正确答案为BCDE。

113. 【试题答案】 ABE

【试题解析】本题考查要点是"胆汁酸的结构特点"。天然胆汁酸是胆烷酸的衍生物，在动物的胆汁中它们通常与甘氨酸或牛磺酸的氨基以酰胺键结合成甘氨胆汁酸或牛磺胆汁酸，并以钠盐形式存在。胆烷酸的结构中有甾体母核，其中B/C环稠合皆为反式，C/D环稠合也多为反式，而A/B环稠合有顺反两种异构体形式。母核上C-10和C-13位的角甲基皆为β-取向，C-17位上连接的戊酸侧链也是β-取向。因此，本题的正确答案为ABE。

114. 【试题答案】 BDE

【试题解析】本题考查要点是"黄酮类化合物的显色反应"。常用乙酸镁甲醇溶液为显色剂，本反应可在纸上进行。试验时在滤纸上滴加一滴供试液，喷以乙酸镁的甲醇溶液，加热干燥,在紫外光灯下观察。二氢黄酮、二氢黄酮醇类可显天蓝色荧光,若具有 C_5 – OH,色泽更为明显。而黄酮、黄酮醇及异黄酮类等则显黄至橙黄乃至褐色。因此,本题的正确答案为 BDE。

115. 【试题答案】 ABCDE

【试题解析】本题考查要点是"中药炮制的目的"。中药炮制的目的有:①降低或消除药物的毒性或副作用;②改变或缓和药物的性能;③增强药物疗效;④便于调剂和制剂;⑤改变或增强药物作用的部位或趋向。因此,本题的正确答案为 ABCDE。

116. 【试题答案】 ABCE

【试题解析】本题考查的要点是"浸渍法"。浸渍法是取适当粉碎的饮片,置有盖容器中,加入规定浓度的适量乙醇,密盖,搅拌或振摇,浸渍 3~5 天或规定的时间,倾取上清液,再加入溶剂适量,依法浸渍至有效成分充分浸出,合并浸出液,加溶剂至规定体积后,静置 24 小时,滤过,即得。此法适用于树脂类药材、新鲜及易于膨胀的药材及价格低廉的芳香性药材等制备酊剂。因此,本题的正确答案是 ABCE。

117. 【试题答案】 ABCDE

【试题解析】本题考查要点是"气雾剂与喷雾剂的质量要求"。每揿主药含量:定量气雾剂每揿主药含量应为每揿主药含量标示量的 80%~120%。每瓶总喷次:多剂量定量喷雾剂每瓶总喷次均不得少于其标示总喷次。每喷主药含量:定量喷雾剂每喷主药含量应为标示含量的 80%~120%。喷射速率:非定量气雾剂每瓶的平均喷射速率(g/s),均应符合各品种项下的规定。递送剂量均一性:定量气雾剂照吸入制剂相关项下方法检查,递送剂量均一性应符合规定;定量吸入喷雾剂、混悬型和乳液型定量鼻用喷雾剂照吸入制剂或鼻用制剂相关项下方法检查应符合规定。因此,本题的正确答案为 ABCDE。

118. 【试题答案】 ABCDE

【试题解析】本题考查要点是"根及根茎类中药——北豆根的性状鉴别"。北豆根药材呈细长圆柱形,弯曲,有分枝,长可达 50cm,直径 0.3~0.8cm。表面黄棕色至暗棕色,多有弯曲的细根,并可见突起的根痕及纵皱纹,外皮易剥落。质韧,不易折断,断面不整齐,纤维细,木部淡黄色,呈放射状排列,中心有髓。气微,味苦。因此,本题的正确答案为 ABCDE。

119. 【试题答案】 BCDE

【试题解析】本题考查要点是"根及根茎类中药——龙胆性状鉴别"。坚龙胆表面无横皱纹,外皮膜质,易脱落;木部黄白色,易与皮部分离。因此,本题的正确答案为 BCDE。

120. 【试题答案】 ABCE

【试题解析】本题考查要点是"矿物类中药的性状鉴别"。矿物类中药的性状鉴别除对矿物的形状、大小颜色、质地、气味进行鉴别外,还应注意检查其硬度、相对密度、条痕色、透明度、光泽、解理、断口、有无磁性。因此,本题的正确答案为 ABCE。